U0236342

眼科实验室手册

主 编

金利民　张能华

ZHEJIANG UNIVERSITY PRESS
浙江大学出版社
·杭州·

图书在版编目（CIP）数据

眼科实验室手册 / 金利民，张能华主编. -- 杭州：
浙江大学出版社，2024. 12. -- ISBN 978-7-308-25381-9

Ⅰ. R770.4-62

中国国家版本馆CIP数据核字第2024WR6421号

眼科实验室手册

金利民　张能华　主编

责任编辑	殷晓彤
责任校对	张凌静
封面设计	周　灵
出版发行	浙江大学出版社
	（杭州市天目山路148号　邮政编码310007）
	（网址：http://www.zjupress.com）
排　　版	浙江大千时代文化传媒有限公司
印　　刷	浙江省邮电印刷股份有限公司
开　　本	787mm×1092mm　1/32
印　　张	3.875
字　　数	150千
版 印 次	2024年12月第1版
	2024年12月第1次印刷
书　　号	ISBN 978-7-308-25381-9
定　　价	68.00元

ISBN 978-7-308-25381-9

序

　　眼科学是研究发生在视觉系统包括眼球及其相关联的组织有关疾病的学科。自 1851 年，德国的亥姆霍兹（Helmholtz）发明了检眼镜，眼科学真正独立成为一门学科。眼科学临床工作复杂、精细，既需要扎实的科学基础、丰富的医学知识，同时要求具备精准判断、快速处理的技术和能力。随着人民生活水平的提高，眼科的疾病谱也在发生变化。目前常见的眼科疾病有白内障、糖尿病视网膜病、青光眼、干眼症、结膜炎、角膜炎、眼内炎、视网膜中央动脉阻塞、近视、远视、弱视、散光等。目前很多眼科疾病依靠临床医生的经验，结合眼部的专科检查综合判断来诊断，所涉及的实验室相关检查较少，行业规范也较少。对于眼科医生来说，当在临床诊疗中遇到一些疑难病例时，非常希望能够得到实验室检查的有效依据，从而作出明确诊断，让患者得到及时、有效的治疗。本手册专注于眼科相关疾病的实验室诊断，涵盖了眼部标本采集、转运、检测等内容，对于眼部特殊部位如结膜、角膜、泪道、眼内液等标本的采集进行了明确的规范；对需要进行免疫学、微生物学、分子生物学检验的眼部特殊样本检验项目进行了汇总，并阐述了其临床意义。

虽然互联网发达、人工智能盛行，信息获取简单便捷，但是图书信息经过时间的检验更加可靠，同时"口袋本"也满足了便捷的需求。相信《眼科实验室手册》对眼科医生、实验室人员都有很好的指导作用。编撰《眼科实验室手册》就是为了满足眼科医生和实验室人员的这种需求。

金利民、张能华教授等编著的这本手册将为眼科相关疾病的诊疗提供有力支撑，把眼科疾病的诊疗推向更加精准的时代。我相信随着眼科临床需求的不断深入，这本手册将会进一步被丰富、充实、完善、修正，也期待能有更新的版本出现。

2024 年 7 月

目 录

一、眼部标本采集

（一）结膜囊分泌物

推荐使用植绒拭子、无菌 0.9% 氯化钠溶液或其他符合眼科使用要求的培养基，如胰蛋白胨大豆肉汤（tryptic soy broth，TSB）等进行采集。

标本应由经过培训的专业人员采集。采样前使用无菌 0.9% 氯化钠溶液或 TSB 溶液预先湿润拭子（注意尽量在采集管壁上挤压去掉多余液体）。采样时（尽量不用局部麻醉剂）嘱患者向上注视，翻转其下眼睑，暴露下方球结膜和下穹隆结膜，用无菌 0.9% 氯化钠溶液或 TSB 溶液湿润过的无菌拭子由内眦部开始从内到外旋转轻拭结膜囊和睑结膜表面（注意不遗漏内眦部），避免接触睫毛和睑缘，必要时可使用开睑器等。采样后立即处理（涂片和接种）或将标本放入无菌转运管中做好标记后立即送往微生物实验室。

结膜囊分泌物标本采集完成后，取洁净的载玻片，已采集标本的拭子在载玻片上划定区域内（约 1cm×2cm）涂抹制成涂片，取另一采样拭子以滚动的方式涂布接种于普通巧克力琼脂平板、哥伦比亚血琼脂平板、厌氧血琼脂平板（必要时）；若因实际需要需将拭子接种于增菌培养基，则在报告时注明。

（二）结膜/角膜刮片

推荐使用无菌15号手术圆刀片，也可以使用刮匙等刮取。

1.结膜刮片

刮取前，先滴表面麻醉类滴眼液（尽可能使用不含防腐剂的制剂），对结膜进行表面麻醉。若结膜病变处分泌物过多，可先用无菌湿棉签去除分泌物。然后，一手翻转并固定眼睑，以暴露睑结膜；另一手持无菌刀片，根据病变情况和检查需要，选择刮取部位，使刮刀与组织表面垂直平行移动，刮取标本。刮取标本后恢复眼睑，然后滴用抗生素类滴眼液。

2.角膜刮片

刮取前，先滴表面麻醉类滴眼液（尽可能使用不含防腐剂的制剂），对角结膜进行表面麻醉。接着用手指或用开睑器撑开眼睑，检查病灶情况。若病变处分泌物过多，可先用无菌湿棉签去除分泌物。然后嘱患者取固定适当眼位，避免眼球转动，选角膜溃疡的进行缘或基底部，去除病变处分泌物及上皮组织后刮取标本。刮取标本后，滴用抗生素类滴眼液。用刀片采集尽可能多的标本后即时接种，或将刮取物置于转运采集管（带转运拭子和运送培养基），并确保标本浸入液体转运介质中。置于转运介质中的标本推荐经研磨或充分振荡后，再接种于普通巧克力琼脂平板、血琼脂平板以及制作涂片做形态学检查（推荐标本直接接种及涂片），必要时增加厌氧培养。

（三）睫　毛

在取样过程中，手持 0.1mm 眼科镊轻轻抚顺睫毛走向，每个眼睑选取 3 根睫毛（主要选取根部带有脂样袖套状分泌物的睫毛或倒睫、乱睫），双眼上下睑共取 12 根，结合临床表现对检出蠕形螨把握较大时，可先任取 1 个或 2 个眼睑的睫毛进行检查，捏住睫毛根部并轻轻旋转摇晃根部后拔下睫毛及毛囊。将拔下的睫毛平行置于载玻片上，加盖盖玻片，光学显微镜下观察蠕形螨，分别记录每个眼睑 3 根睫毛上蠕形螨检出的数量及其形态。若拔出的睫毛根部鳞屑较多，可于载玻片上滴加香柏油或乙醇溶液或荧光素钠滴剂再进行观察，有利于分辨虫体。

（四）泪液、泪道标本

标本采集应由经过培训的专业人员操作。采集泪道标本时，取一无菌拭子压迫泪囊或泪小管皮肤面，用另一预先湿润过的无菌拭子擦取泪小点处反流物。标本采集完成后，直接用无菌拭子（已用无菌生理盐水或 TSB 湿润过）在血琼脂平板、普通巧克力琼脂平板（需 5% ～ 10% 的 CO_2 环境）、厌氧血琼脂平板（必要时）表面以棉签滚动的方式涂布接种。若因实际需要需将拭子接种于增菌培养基，则报告时应注明。

对于泪道结石，推荐使用研磨器研磨后，一份用压片的方式进行形态学检查，一份以折线路径涂布接种于普通巧克力琼脂平板（需 5% ～ 10% 的 CO_2 环境），有条件的实验室可增加接种巯基乙酸盐肉汤进行厌氧培养。

（五）眼内液

1.房水采集

根据医院要求及患者配合情况，患者取平躺位或于裂隙灯显微镜下取坐位采集前房房水标本。建议在自然瞳孔大小状态下，选用 25G 注射针头（相当于 1mL 注射器）或针尖更细的注射针头进行前房穿刺以采集前房房水。冲洗结膜囊后进行表面麻醉，从透明角膜缘穿刺，针尖朝向偏离瞳孔区，针头进入前房后斜面朝上（如 5:00 时钟位进针，针尖朝向 7:00 时钟位穿刺）。针头在角膜层间最好穿行约 1mm 后进入前房，以尽量避免误伤晶状体，同时提高穿刺口自闭性；针尖进入前房后，嘱患者勿移动眼球，向外缓缓拉动注射器活塞，抽出适量前房房水后拔出针尖；也可在穿刺前事先将注射器活塞拔出，在针尖进入前房的同时使用无菌棉签轻压眼球，靠眼内压的作用将房水压入针管内，以避免拉动活塞抽液操作的不稳定，从而降低误伤虹膜甚至晶状体的可能。操作结束后结膜囊滴抗生素类滴眼液。

2.玻璃体液采集

玻璃体液标本的采集需采用微创玻璃体切割手术，在不具备微创玻璃体切割手术条件时，可采用传统 20G 玻璃体切割系统进行采集。若判断玻璃体液化明显，可行玻璃体抽液术获取玻璃体液标本，该技术适用于 60 岁以上的患者。常规穿刺与角膜缘的距离为 3.5mm，无晶体眼为 3mm，高度近视眼为 4mm，婴儿依据月龄而定。穿刺前，应仔细检查周边眼底（尤其是存在周边增殖的患者，如眼弓蛔虫病患者）；必要时，可结合超声生物显微镜检查结果，避开增殖明显的部位。

（1）注射器抽取法

建议在散大瞳孔状态下进行。患者平躺，注视前方，眼球局部麻醉后选用 23G 注射针头（相当于 2mL 注射器）经巩膜斜行穿刺后垂直进针，约 1/2 针头长度（12.5mm）进入玻璃体腔后，在显微镜下见针头位置后向外抽动注射器活塞，抽出 0.3mL 玻璃体液即可拔出针头。如果玻璃体液不能顺利抽出，可尝试旋转针头方向，或轻微改变针头角度及前后位置。

（2）玻璃体切割头法

尽量选用 27G、25G、23G 等微创玻璃体切割手术系统。眼球局部麻醉后经巩膜斜行穿刺后垂直进针，分别置入灌注及玻璃体切割套管。完成玻璃体原液取材前保持灌注关闭，确保没有灌注液进入玻璃体腔；在确保玻璃体切割器的管道内没有液体的情况下，旋开玻璃体切割器的管道螺旋帽，接上 1mL 或 2mL 注射器针管，将切割频率设置在 2500 次 /min 以上，玻璃体切割头置于玻璃体混浊明显处或视网膜病灶附近，踩动脚踏板，缓缓向外抽动注射器活塞，吸出 0.3 ～ 0.5mL 玻璃体液即可。退出玻璃体切割器，打开灌注恢复眼压，用注射器抽出切割器管道内剩余标本，采集完成后拔出套管，仔细检查有无渗漏；也可只做 1 个穿刺口，在吸出标本后再插入灌注管恢复眼压。在抽动注射器活塞的过程中应缓慢均匀，避免吸力过大牵拉视网膜而导致裂孔形成。

在条件允许的情况下，手术采集房水 / 玻璃体液的标本量应尽可能多，用注射器分别将 0.05mL/0.2mL 标本转移至液体增菌培养基（专用培养基或儿童血培养瓶）内，将 0.05mL/0.2mL 标本转移至真菌培养基内（标本量足够时建议增加厌氧培养）。

（六）异　物

异物取出后，放入 1mL 液体增菌培养液充分振摇 1min（将异物交还临床医生），然后将培养液分别接种于血琼脂平板、普通巧克力琼脂平板。该操作由培训过的眼科医师在手术室内完成，注意无菌操作。

（七）标本质量控制

眼部标本不建议拒收，即使标本量少、转运超时，仍要尽可能完成检验，并及时与临床医生沟通，避免二次送检。

标本质量评估应遵循如下原则：

1.刮片标本评估

进行刮片细胞微生物学检查的标本，如分泌物、脓液或坏死组织应制成均匀薄层涂片，直径约10mm。除玻璃体灌注液需离心后取沉淀或甩片外，其余均应使用原始标本。

（1）组织标本评估：载玻片上肉眼可见分泌物、脓液或坏死组织薄层平铺，不形成组织细胞堆积。

（2）结膜/角膜刮片评估：要求结膜/角膜病灶及周围脱落或炎症细胞数量≥1级。国际上将刮片细胞数量（显微镜下可见到的所有细胞）分为4级，即以低倍镜（LP）下细胞计数为准。0级：细胞数量≤10/LP；1级：细胞数量为11～50/LP；2级：细胞数量为51～100/LP；3级：细胞数量为101～1000/LP；4级：细胞数量＞1000/LP。其他组织标本（如房水和玻璃体液等）也可参照此标准。

2.培养标本评估

培养标本的评估包括标本采集前是否使用抗菌药物、抗菌药物种类及使用时间；采集方式、采样量、转运装置；是否床旁接种、是否在2h内送达实验室；申请检查项目的适宜性等。由于不建议拒收标本，因此对评估不合格的标本需在结果报告中进行描述。

二、血液标本采集

（一）采集前准备

1.饮 食

（1）患者在采血前不宜改变饮食习惯，24h内不宜饮酒。

（2）需要空腹采血的检测项目包括（不限于）：

①糖代谢：空腹血糖、空腹胰岛素、空腹C肽等。

②血脂：总胆固醇、甘油三酯、高密度脂蛋白胆固醇、低密度脂蛋白胆固醇、载脂蛋白A1、载脂蛋白B、脂蛋白a、载脂蛋白E、游离脂肪酸等。

③血液流变学（血黏度）。

④骨代谢标志物：骨钙素、Ⅰ型胶原羧基端肽β特殊序列、骨碱性磷酸酶等。

⑤血小板聚集率（比浊法）。

空腹要求至少禁食8h，以12～14h为宜，但不宜超过16h。宜安排在7:00—9:00采血。空腹期间可少量饮水。

2.运动和情绪

采血前 24h，患者不宜剧烈运动，采血当天患者应避免情绪激动，采血前宜静息至少 5min。若遵循医嘱需运动后采血，则应告知检验人员。

3.采血时间

采血时间有特殊要求的检测项目包括（不限于）：

（1）血培养：寒战或发热初起时，在抗菌药物使用之前采集最佳。

（2）促肾上腺皮质激素及皮质醇：生理分泌有昼夜节律性，常规采血时间点为 8:00、16:00 和 24:00。

（3）女性性激素：生理周期的不同阶段有显著差异，采血日期需遵循医嘱，采血前与患者核对生理周期。

（4）药物浓度监测：具体采血时间需遵循医嘱，采血前与患者核对末次给药时间。

（5）口服葡萄糖耐量试验：试验前 3d 正常饮食，试验日先空腹采血，随后将 75g 无水葡萄糖（相当于 82.5g 含一水葡萄糖）溶于 300mL 温水中，在 5min 内喝完。在第一口服糖时计时，并于 2h 时采血，其他时间点采血需遵循医嘱。

（6）其他功能试验：根据相关临床指南推荐的功

能试验方案所设定的时间采血。

（7）血液疟原虫检查：最佳采血时间为寒战发作时。

4.采血体位

门诊患者取坐位采血，病房患者取卧位采血。体位对某些检测项目（如肾素、血管紧张素、醛固酮等）的检测结果有明显影响，需遵循医嘱要求的体位进行采血。

5.输　液

宜在输液结束3h后采血，对于输注成分代谢缓慢且严重影响检测结果（如脂肪乳剂）的，宜在下次输注前采血。紧急情况必须在输液时采血的，宜在输液的对侧肢体或同侧肢体输液点的远端采血，并告知检验人员。

（二）标本采集

1.静脉采血

（1）静脉血采集部位的选择

①首选的穿刺部位是上肢肘前区静脉，优先顺序依次为正中静脉、头静脉及贵要静脉。当无法在肘前

区静脉采血时，也可选择手背静脉。

②为儿童采集静脉血时，建议对4月龄以内的婴儿多行头皮静脉或股静脉采血，对3岁以上的儿童多行肘正中静脉或贵要静脉采血，对其他年龄段儿童可根据实际情况进行选择。

③不宜将动脉采血作为静脉采血的替代方法，动脉血中很多分析物含量与静脉血相比存在差异。

④不应选择手腕内侧静脉采血，易损伤神经和肌腱。不应在脚踝或下肢进行采血，易导致严重的并发症（如静脉炎、血栓形成、局部感染等）。

⑤避免进行静脉穿刺采血的部位：包括瘘管或造瘘侧的肢体，乳房切除术的同侧上肢，存在炎症、瘢痕、烧伤瘢痕、血肿、水肿部位等。

（2）静脉血标本的采集

①标本采集的流程

A.采血物品的准备：采血管、采血针、止血带、消毒剂、止血用品、垫巾、锐器盒、个人防护用品。

B.个人防护：开始采血前佩戴医用帽子、口罩与手套。宜在完成每一位患者血液标本采集后更换新的手套；如果条件不允许，至少在完成每一位患者血液标本采集后使用速干手消毒剂进行消毒；如果采血过程中手套沾染血液或破损，则应及时更换。

C. 使用真空采血系统时，将第一支采血管推入持针器或连接到采血针上（直针采血时利用持针器的侧突防止采血针在静脉中移动），等待采血管真空耗竭、血流停止后，从持针器或采血针上拔出采血管，以确保采血量充足，以及正确的血液与添加剂比例。继续采集时，可将下一支采血管推入持针器或连接到采血针上，并重复上述采血过程。使用注射器采血时，宜缓慢匀速回抽针栓杆直到活塞达到注射器末端刻度。

②标本采集的注意事项

A. 所有含添加剂的采血管均应采集到规定的体积，真空采血管的采血量会受到大气压力、环境温度、储存时间等因素影响，采血后宜通过目测的方式确保采血量准确。

B. 对于含添加剂的采血管，采血后应立即轻柔颠倒混匀数次。如果同时采集多管血液，可在下一个采血管采血时混匀该管血液。为避免溶血，不得以剧烈震荡方式混匀血液。

C. 若使用蝶翼针进行静脉血采集，其软管管腔会影响第一管血采血体积的准确性。当蓝帽的枸橼酸钠采血管是采集的第一管时，采血者应额外使用不含添加剂或枸橼酸钠采血管进行预填充，该采血管无需充满然后丢弃，之后再进行正常的采血，以确保枸橼酸钠采血管中抗凝剂与血液能够达到规定的比例。

D. 当无法进行常规静脉采血，只能从静脉留置管采集血液时，采血前应弃去最初抽取的 2 倍管腔体积的血液，如果从已输注抗凝治疗药物的留置管抽取血液用于凝血项目检测，宜弃去最初抽取的 6 倍管腔体积的血液。

2.动脉采血

（1）动脉血采集部位的选择

常见的穿刺部位是桡动脉、肱动脉、股动脉和足背动脉，首选桡动脉。在特殊情况下，如 24 ～ 48h 内出生的新生儿可选择头皮动脉或脐动脉。

（2）动脉血标本的采集

①标本采集的流程

以桡动脉为例：适用于桡动脉搏动明显，腕部血管走行无异常，且尺动脉侧支循环正常的人群。

A. 采血前患者应至少平卧或静坐 5min，若患者给氧方式发生改变，则应在采血前等待 20 ～ 30min，以达到稳定状态。

B. 通过改良的 Allen 试验评估尺动脉是否存在足够的侧支循环。若 Allen 试验呈阳性，则可以从桡动脉采集动脉血。

C. 选择采血位置：手臂外展使手掌朝上，腕关节下垫一个小软枕帮助腕部保持过伸，找到靠近腕部皮肤皱褶处的动脉，将手指放在动脉上，触诊动脉的大小、方向和深度。对于成年人，穿刺点一般在距腕横纹一横指（即 1～2cm）、距手臂外侧 0.5～1cm、桡动脉搏动最强之处。

D. 无菌准备穿刺部位，一只手以持笔姿势手持采集装置或注射器，另一只手的一根手指放在动脉进针准确位置的上端，针尖斜面向上逆血流方向刺穿皮肤 5～10mm，瞄准手指下方的动脉以与皮肤呈 30°～45° 进针。当针进入动脉时见血停针，血液会自动流进采血装置，至预设位置后拔针。必要时可轻柔地缓慢拉动活塞，以便血液顺利流入注射器。

E. 采集到足够血量后，将无菌纱布放在穿刺部位，快速取出采血装置，同时在穿刺部位用力按压动脉 3～5min 直至无出血为止。若患者正在接受抗凝治疗或凝血时间延长，则应按压穿刺部位更长的时间。按压松开后立即检查穿刺部位，若按压后未能止血或开始形成血肿，则应重新按压直至完全止血。

F. 在按压动脉的同时，立即检查采血装置或注射器是否有气泡，小心地排出余气，用密封组件封闭采血装置。通过颠倒或掌心搓动的方式进行混匀，以确保标本充分抗凝。

②动脉血标本采集的注意事项

A.动脉采血过程中不宜过度抽吸，在采集和运输过程中应保证采血装置的气密性。

B.血气标本必须立即运送到实验室，宜在15min内送达，30min内完成检测。动脉血放置时间过长，可使气体分压、血糖、乳酸等检测项目结果出现误差。

C.进行股动脉穿刺前应评估患者的凝血功能以及了解抗凝药物使用情况。对于下肢静脉血栓患者，不应从股动脉或足背动脉采血。

D.当无法进行常规动脉采血，只能从动脉留置导管采集血液时，采血前应弃去最初抽取的3倍动脉导管无效腔体积的血液，再进行动脉血标本采集。

3.皮肤穿刺采血

（1）毛细血管血标本采集部位的选择

使用尖头器械穿刺皮肤以获取毛细血管血液（通常称为末梢血），包含来自小动脉、小静脉、间质和细胞内液体的未知比例的血液混合物。皮肤穿刺采血常用于儿科患者少量血液标本的采集，还可用于滤纸收集、床旁检验等标本的采集。

手指是成人和年龄较大儿童常用的皮肤穿刺部位，穿刺点通常在中指或无名指指腹的两侧。对于6～12月龄的婴儿（体重＞10kg）及儿童，只要穿刺深度不超过1.5mm，可以使用手指采血。

对于新生儿（0～28d）及6月龄以内的婴儿（体重在3～10kg），不适于在指尖采血，宜选择足跟采血（穿刺深度在2mm以内）。足跟的采血部位是在从大脚趾中间到足跟后部的连线和第四五脚趾中间到足跟的后部的连线之间区域以外的足跟部分（足跟内侧或外侧），不应在足跟的后侧、大脚趾以外的其他脚趾、新生儿脚的中心区域（足弓区域）进行穿刺。

（2）毛细血管血标本的采集

①采血管采集

当在单次皮肤穿刺中获取多个标本时，建议按照以下采血顺序（包括玻璃和塑料的微量采血管）：

A. EDTA（乙二胺四乙酸）采血管。

B. 其他添加剂采血管。

C. 无添加剂采血管。

D. 用于干血斑采集的滤纸。

②毛细血管血标本采集的流程

A. 采血前应评估者身体状态、穿刺部位皮肤及血液供应状况。轻轻按摩采血部位能促进局部组织血液循环，对于血液循环不佳的患者可进行适当热敷。对于婴幼儿，应注意情绪的安抚和穿刺部位的固定。

B.消毒穿刺部位，从包装中取出采血针，从采血针上取下保护帽或防护罩（如果有）。

C.握住患者的足跟或手指，以防止突然移动。穿刺前应告知患者或婴儿的陪同者即将穿刺。

D.使用连贯的动作进行穿刺。注意：采血人员不得在同一部位进行连续重复穿刺，采血针在使用后立即丢弃到锐器盒中。

E.用无菌棉球或无菌棉签擦去第一滴血。注意：对于床旁设备，应遵循制造商关于去除第一滴血的说明。将采集装置与每个完全形成的血滴接触，为了获得足够的样品可间歇性轻压，并在两次血滴形成之间释放压力以使血液重新充满毛细血管，然后重新施加压力，重复上述操作直到标本量足够。

F.采集完成后盖上管帽，轻轻地将管内血液混匀，避免剧烈摇晃以防止溶血。在采集过程中应及时混匀抗凝标本以避免血液凝固。

G.使用无菌棉球或无菌棉签按压采血部位，直至完全止血。

③毛细血管血标本采集的注意事项

A. 不应通过过度或持续挤压手指或足跟的方式进行采血，避免以刮擦皮肤的方式收集血滴，以防止标本溶血和组织液混入标本。

B. 当使用毛细管采集血标本时，虹吸作用会将血液自动吸入管中。毛细管宜保持略微倾斜，以防止空气进入而影响毛细作用。采集后垂直放置毛细管使血液能够全部进入微量采血管中。

C. 采集血量应达到要求的适宜血量，血量过多易形成血凝块，血量不足易导致结果不准确，同时导致血细胞形态学变化。

D. 在采集用于微量元素测定的标本时，实验室应遵循制造商建议或查阅文献资料，对采血装置类型、材质、采集方式、储存条件等进行相应的规定，用于血铅检测的毛细血管血标本应单独采集。

（三）标本质量控制

1.标本采集的注意事项

（1）采血后应使血液与抗凝剂充分接触混匀。

（2）血标本采集管粘贴统一且唯一的条码。

（3）特殊标本，如绿色通道标本无条码时，在检验申请单、标本采集管上同时标注患者信息、检验项目、采集时间等，并及时送检。

（4）检验科设置专人负责标本的接收、检查标本状态，并对不合格标本予以拒收。

（5）实验室应明确不合格标本的判定标准和处理措施，如抗凝标本有凝块、抗凝剂使用错误、采血量过多或过少（与标本采集管的标示量相差＞10%）时，应拒收标本。若标本不合格，则实验室应与临床医护人员联系，以进一步采取措施，与临床医护人员达成一致意见前，不能丢弃"不合格"标本。

2.不合格标本判定规则

（1）标本量不足：静脉全血标本量＜0.3mL，血清或血浆标本量＜0.1mL，末梢血标本量＜40μL。

（2）对检查有干扰的标本：严重脂血、溶血、凝集的标本等。

（3）无法确认标本与申请单对应关系的。

（4）其他：如标识涂改、标本采集管破裂等。

三、标本转运

（一）转运程序

检验标本在采样处采集后，由专人负责及时送至实验室检测，严禁中途打开或随意倾倒。

采集的微生物检验标本和接种于各种琼脂平板的标本，要求在室温下 15min 内送达实验室；专用拭子采集的标本，要求在室温下 2h 内送达实验室；特殊情况下标本无法按时送达实验室时，应使用运送培养基保存标本并室温保存，不可冷藏或冷冻，且保存时间不应超过 24h。标本运送过程应严格遵守生物安全要求。

对于远距离（如在不同医疗机构或同一医疗机构的不同地点，无法通过人力或自动传输系统在短时间内送达）转运的标本，其稳定性取决于从采集地点到检测地点的运输条件。未经离心的全血标本应及时送达实验室，并尽快进行血清或血浆分离以保证被测物的稳定性。若无法满足此要求，则应在采集地点对标本进行预处理，如分离血清或血浆、采用特殊容器等。标本的采集、处理、运送和保存方式应遵循检测实验室的要求，以保证标本的完整和分析物的稳定。同时，应确保运送者、公众及接收实验室工作人员的安全，并符合相关规定。

自动传输系统在运输过程中的各种外力因素会对标本质量有影响，包括标本的加速／减速、振动和碰撞等。另外，运输的温度、时间也可能影响标本质量。不同类型的自动传输系统或不同设计方案对标本的影响可能存在差异，因此实验室在使用前应对自动传输系统进行评估，以了解其对实验室检测项目的影响。受其影响的项目主要有血气分析项目、凝血相关项目和易受体外溶血影响的项目（如钾、乳酸脱氢酶、天门冬氨酸氨基转移酶和血红蛋白等），一些要求保存在特定条件下的项目（如用于检测冷球蛋白或冷凝集素的标本应保存在 37℃ 条件下）不适合使用自动传输系统运输。

（二）转运容器

标本运送时应防止标本外溢、蒸发和污染。必须使用指定的采样管加盖密封后放入指定的、有盖的、符合生物安全要求的标本转运箱。

标本转运箱必须有生物安全标识。运送高致病性标本时必须加锁。

（三）标本交接

在标本送出、交接及签收时，医务人员和运送人员双方均应认真核对，包括患者信息、采样时间、标本属性、检查项目、标本采集和运送是否合乎要求等，同时保留签收记录（可用条码扫描系统）。

四、血液常规检验

眼科患者除了眼部标本的检验外，血液常规检验也是辅助临床诊断和治疗的关键环节。

（一）标本处理与保存

1.标本处理

检测标本包括全血标本、血清标本、血浆标本等。全血标本无需特殊处理。血清或血浆标本应在60min内将标本离心分离出血清或血浆，避免溶血。离心后的血清中不能含有颗粒物或微量纤维蛋白。经上述处理后的标本在15～25℃条件下可稳定8h，2～8℃条件下可稳定3d，−20℃条件下最多可保存4周，同时应避免反复冻融。若使用冷藏标本，则检测前应将标本于室温放置15～20min，检测前应将标本充分混匀。

为避免标本中水分挥发使血清浓缩，对保存时间超过1d的标本均应加塞密闭。

2.标本保存

抗凝全血标本宜室温保存，不宜放在 2 ～ 8℃ 的冰箱中，低温可使血液成分和细胞形态发生变化。其他已完成测试的标本保持完整的识别号，置于 2 ～ 8℃ 的冰箱内保存 7d。

保存注意事项：①建立保存的规章制度，专人专管，敏感或重要的标本可加锁保管；②标本妥善保存，以免污染；③标本有规律存放，有需要时可通过患者信息快速定位找到标本的存放位置。

（二）项目临床意义

1.项目名称：血常规

（1）白细胞的临床意义

①中性粒细胞的变化

A. 中性粒细胞生理性增多

a. 年龄：初生儿白细胞计数较高，一般在 $15 \times 10^9/L$ 左右，主要为中性粒细胞，到第 6 ～ 9d 逐渐下降至与淋巴细胞大致相等。以后淋巴细胞逐渐增多，整个婴儿期淋巴细胞均较高，可达 70%。到 2 ～ 3 岁后，淋巴细胞逐渐下降，中性粒细胞逐渐上升，到 4 ～ 5 岁两者又基本相等，形成中性粒细胞和淋巴细胞变化曲线的两次交叉，至青春期与成人基本相同。

b. 日间变化：静息状态下白细胞计数较低，活动和进食后较高；早晨较低，下午较高；一日之间最高值与最低值可相差一倍。剧烈运动、剧痛和激动可使白细胞显著增多。如剧烈运动，短时间内白细胞计数可高达 35×10^9/L，以中性粒细胞为主。

c. 妊娠与分娩：妊娠期白细胞常增多，特别是最后 1 个月，常波动于（12 ～ 17）$\times 10^9$/L；分娩时可高达 34×10^9/L。

B. 中性粒细胞病理性增多

a. 急性感染：发生急性化脓性感染时，中性粒细胞增多程度取决于感染微生物的种类、感染灶的范围、感染的严重程度和患者的反应能力。若感染局限且轻微，则白细胞计数仍可正常，但分类检查时可见分叶核百分率有所增多。发生中度感染时，白细胞计数常大于 10×10^9/L，并伴有轻度核象左移。发生严重感染时白细胞计数常明显增多，可达 20×10^9/L 以上，且伴有明显的核象左移。

b. 严重的组织损伤或大量血细胞破坏：在较大手术后 12 ～ 36h，白细胞计数常达 20×10^9/L 以上，以中性分叶核粒细胞为主；发生急性心肌梗死后 1 ～ 2d 内，常见白细胞计数明显增多，而发生心绞痛则不增多；急性溶血反应时，也可见白细胞计数增多。

c.急性大出血：在脾破裂或异位妊娠输卵管破裂后，白细胞计数迅速增多，常达（20～30）×10^9/L，主要是中性分叶核粒细胞。

d.急性中毒：发生化学药物如安眠药、敌敌畏等中毒时，常见白细胞计数增多，可达20×10^9/L或更多。

e.代谢性中毒：如糖尿病酮症酸中毒及慢性肾炎尿毒症时，常见白细胞计数增多，均以中性分叶核粒细胞为主。

f.肿瘤性增多：白细胞长期持续增多，最常见于粒细胞性白血病，也可见于各种恶性肿瘤的晚期，白细胞计数常达（10～20）×10^9/L或更多，且可有较明显的核左移现象，呈所谓类白血病反应。

C.中性粒细胞减少

a.感染：革兰阴性杆菌感染（如伤寒杆菌感染）和病毒感染（如流感病毒感染），均可使白细胞计数减少，甚至可低至2×10^9/L以下。

b.血液病：如典型的再生障碍性贫血（AA），呈"三少"表现。此时白细胞计数可低至1×10^9/L以下，分类时几乎均为淋巴细胞，中性粒细胞严重减少导致淋巴细胞相对增多。小部分急性白血病患者的白细胞总数不增多反而减少，其白细胞计数可小于1×10^9/L，分类时淋巴细胞相对增多，此时只有骨髓检查才能明确诊断。

c. 慢性理化损伤：电离辐射（如 X 线等）、长期服用氯霉素，可因抑制骨髓细胞的有丝分裂而致白细胞计数减少。

d. 自身免疫性疾病：如系统性红斑狼疮等。

e. 脾功能亢进：各种原因所致的脾大，如门脉肝硬化、班替综合征等。

D. 中性粒细胞形态变化

a. 核左移：指外周血中非分叶核中性粒细胞（包括中性杆状核粒细胞、晚幼粒细胞、中幼粒细胞、早幼粒细胞等）的占比超过 5%。其常伴有明显的中毒颗粒、空泡变性等。核左移常见于急性化脓性感染、急性中毒、急性溶血和白血病等。

b. 核右移：指外周血中中性粒细胞 5 叶核及以上占比超过 3%，主要见于巨幼细胞性贫血、恶性贫血、抗代谢药物应用之后，疾病恢复期的一过性出现。

② 淋巴细胞的变化

A. 淋巴细胞增多

a. 病毒或细菌所致的急性传染病：如风疹、流行性腮腺炎、传染性淋巴细胞增多症、传染性单核细胞增多症等。

b. 慢性感染：如结核病。

c.肾移植后的排斥反应。

d.血液系统疾病：淋巴细胞白血病、淋巴瘤、再生障碍性贫血、粒细胞缺乏症等。

B.淋巴细胞减少：主要见于接触放射线及应用肾上腺皮质激素或促肾上腺皮质激素时。

C.淋巴细胞形态变化

a.异型淋巴细胞：分为Ⅰ型（空泡型）、Ⅱ型（不规则型）、Ⅲ型（幼稚型），主要见于传染性单核细胞增多症、病毒性肝炎、病毒性肺炎和肾病综合征等。

b.放射线损伤后淋巴细胞的形态学变化：核固缩、核碎裂、微核、双核淋巴细胞等。

③单核细胞的变化

A.单核细胞生理性增多

儿童外周血中单核细胞较成人稍多，平均为9%。

B.单核细胞病理性增多

a.某些感染：如亚急性心内膜炎、疟疾、黑热病、活动性结核和急性感染恢复期等。

b.某些血液病：粒细胞缺乏症恢复期、淋巴瘤、骨髓增殖异常综合征（MDS）等。

④嗜酸性粒细胞的变化

A.嗜酸性粒细胞生理性变化：正常人嗜酸性粒细胞白天较低，晚上较高。在劳动、寒冷、饥饿和精神刺激下会减少。

B.嗜酸性粒细胞病理性增多

a.过敏性疾病：如支气管哮喘、血管性神经水肿、食物过敏、血清病、肠寄生虫病（钩虫病患者，嗜酸性粒细胞可达90%以上）。

b.某些传染病：如猩红热。

c.某些血液病：嗜酸性粒细胞白血病、慢性粒细胞性白血病、霍奇金病等。

C.嗜酸性粒细胞减少：见于伤寒、副伤寒、严重组织损伤以及应用肾上腺皮质激素或促肾上腺皮质激素后。

⑤嗜碱性粒细胞的变化

嗜碱性粒细胞增多：见于慢性粒细胞白血病、真性红细胞增多症、液性水肿、溃疡性结肠炎、变态反应、甲状腺功能减退等。

（2）红细胞计数和血红蛋白含量的临床意义

①红细胞计数增多

A.生理性增多：新生儿、精神紧张或兴奋、剧烈的体力劳动。

B.相对性增多：脱水血液浓缩所致。常见于剧烈呕吐、严重腹泻、大面积烧伤、大量出汗、多尿和水摄入量显著不足的患者。

C.真性红细胞增多症：以红细胞计数增多、面色砖红和肝脾肿大为主要特征，红细胞计数可达（7～10）×10^{12}/L。

②红细胞计数减少

A.生理性贫血：妊娠期因血浆量相对增多，故红细胞计数相对减少。3月龄的婴儿至15岁的儿童，因生长发育迅速而致造血原料相对不足，红细胞计数和血红蛋白含量可较正常人低10%～20%。老年人骨髓造血功能逐渐减低，可导致红细胞计数和血红蛋白含量均减少。

B.病理性减少

a.红细胞生成减少所致的贫血：骨髓造血功能衰竭，如再生障碍性贫血、骨髓纤维化等伴发的贫血。

b.造血物质缺乏或利用障碍引起的贫血：如缺铁性贫血、铁粒幼细胞性贫血、叶酸及维生素 B$_{12}$ 缺乏所致的巨幼细胞性贫血。

c.红细胞膜、酶遗传性的缺陷或外来因素造成红细胞破坏过多而导致的贫血：如遗传性球形红细胞增多症、地中海贫血（又称珠蛋白生成障碍性贫血）、阵发性睡眠性血红蛋白尿、异常血红蛋白病、免疫性溶血性贫血、心脏体外循环的大手术及一些化学、生物因素等引起的溶血性贫血。

d. 失血：急性失血或消化道溃疡、钩虫病等慢性失血所致贫血。

③血红蛋白的临床意义

A. 血红蛋白含量增减的临床意义与红细胞计数增减的临床意义大致相似，但血红蛋白含量能更准确反映贫血的程度。血红蛋白含量的减少与红细胞计数的减少不一定成比例。

B. 发生小红细胞贫血时，血红蛋白含量减少的程度比红细胞计数减少的程度更为明显，如缺铁性贫血、消化性溃疡、肠息肉、痔疮、月经过多和钩虫病等慢性反复出血等。

C. 发生大红细胞性贫血时，红细胞计数减少的程度比血红蛋白含量减少的程度更为严重，如缺乏维生素 B_{12} 或叶酸引起的营养不良性贫血及肝硬化性贫血等。

（3）血小板计数的临床意义

①生理变化

A. 血小板计数午后高于晨间，冬季高于夏季，动脉血高于静脉血，静脉血高于末梢血。

B. 妇女月经早期血小板计数减少，经期后增多，分娩后 1～2d 减少。

C. 新生儿血小板计数较少，3 个月后达成人水平。

②病理变化

A. 血小板计数减少

a. 血小板生成障碍：如急性白血病、再生障碍性贫血、某些药物性损害等。

b. 血小板破坏过多：如脾功能亢进、药物中毒、免疫性血小板减少性紫癜等。

c. 血小板消耗过多：如弥散性血管内凝血（DIC）、血栓性血小板减少性紫癜（TTP）等。

B. 血小板计数增多

a. 骨髓增生性疾病：慢性粒细胞性白血病、真性红细胞增多症、原发性血小板增多症等。

b. 急性大出血、急性溶血、急性化脓性感染。

c. 脾切除术后。

2. 项目名称：C反应蛋白（CRP）

CRP 是指机体受到感染或组织损伤时血浆中一些急剧上升的蛋白质（急性蛋白），由肝脏合成。在临床中通常用于感染诊断的鉴别，如发生细菌感染时，CRP 可迅速升高，在感染症状消除后，其含量可下降为正常；而病毒感染却没有明显升高。此外，CRP 还可以用来评估病情的活动情况和监测抗生素治疗效果，通常超过 100mg/L 时，表示感染比较严重并表示存在细菌感染，以革兰阴性杆菌感染为主，CRP 为 10 ～ 50mg/L 时表示轻度炎症。在使用抗菌药物治疗感染时，若 CRP 明显下降，则表示药物疗效好；当 CRP 下降至正常时，通常可以作为中断抗菌药物治疗的依据。

3.项目名称：血清淀粉样蛋白A（SAA）

SAA 属人体急性时相反应蛋白，是血液中以低水平存在的正常组分，在细菌感染、真菌感染、病毒感染、动脉粥样硬化、心血管疾病、急性移植排斥反应、肿瘤等疾病中均可检测到血清 SAA 升高。发生感染性和非感染性疾病期间，SAA 能在数小时内急剧升高，当机体发生感染或损伤时，可在 4 ～ 6h 内迅速升高约 1000 倍，当机体抗原清除后则迅速降低至正常水平，是反映机体感染情况和炎症恢复的灵敏指标。

4.项目名称：糖化血红蛋白（HbA1c）

（1）HbA1c 是血糖监测的重要指标，测定 HbA1c 可以了解糖尿病患者在 2 ～ 3 个月内的血糖控制情况。

① HbA1c 4% ～ 6%：血糖控制正常。

② HbA1c 6% ～ 7%：血糖控制比较理想（多数非妊娠成人合理的控制目标为 HbA1c < 7%，无明显

低血糖或其他治疗副作用的患者，建议更严格的控制目标是 6.5%）。

③ HbA1c 7% ～ 8%：血糖控制一般。

④ HbA1c 8% ～ 9%：血糖控制较差，需注意饮食结构及运动，在医生指导下调整治疗方案。

⑤ HbA1c ＞ 9%：血糖控制很差，是慢性并发症发生发展的危险因素，可能引发糖尿病性肾病、动脉硬化、白内障等并发症，并有可能出现酮症酸中毒等急性并发症。

（2）HbA1c 增高还出现在用含葡萄糖的透析液做血透的慢性肾衰患者、地中海贫血和白血病患者。HbA1c 降低可能是溶血性及失血性贫血、慢性肾衰、慢性持续性低血糖症等导致的。

（3）作为轻症、Ⅰ型、"隐性"糖尿病的早期诊断指标。

（4）可以作为糖尿病患者普查和健康检查的项目。

（5）对预防糖尿病孕妇的巨大胎儿、畸形胎、死胎，以及急、慢性并发症发生发展的监督具有重要意义。

（6）对于病因尚未明确的昏迷或正在输注葡萄糖的抢救者，急查糖化血红蛋白具有鉴别诊断的价值。

5.项目名称：红细胞沉降率

（1）生理性红细胞沉降率增快：妇女月经期红细胞沉降率略增快，可能与子宫内膜破裂及出血有关；妊娠 3 个月以上红细胞沉降率逐渐加快，直至分娩后 3 周才恢复正常，可能与妊娠贫血及纤维蛋白原含量增加、胎盘剥离、产伤等有关；老年人也可因血浆纤维蛋白原含量逐渐增加而红细胞沉降率增快。

（2）病理性红细胞沉降率增快

①炎症性疾病：如急性细菌性炎症（如 α1 胰蛋白酶、α2 巨球蛋白酶、C 反应蛋白、转铁蛋白、纤维蛋白原急性期反应物增多）发生后 2 ～ 3d 即可出现红细胞沉降率增快。风湿热为变态反应性结缔组织炎症，活动期时红细胞沉降率增快。慢性炎症如结核病变活动期，红细胞沉降率明显增快。

②组织损伤和坏死：如手术创伤、心肌梗死。急性心肌梗死和肺梗死常于发病 2 ～ 3d 后出现红细胞沉降率增快，可持续 1 ～ 3 周不等，而心绞痛发病后红细胞沉降率正常。

③恶性肿瘤：多数各种增长较快的恶性肿瘤患者，其红细胞沉降率明显增快，可能与肿瘤细胞分泌糖蛋白、肿瘤组织坏死、继发性感染或贫血等因素有关，而多数良性肿瘤患者红细胞沉降率正常。对于

多数恶性肿瘤患者红细胞沉降率增快，可因手术切除或化疗放疗较彻底而渐趋正常，复发或转移时又见增快。

④多种原因所致的高球蛋白血症：如多发性骨髓瘤、巨球蛋白血症、恶性淋巴瘤、风湿性疾病（系统性红斑狼疮、类风湿关节炎）、亚急性感染性心内膜炎等引起的高球蛋白血症常使红细胞沉降率增快；慢性肾炎、肝硬化时球蛋白增高，同时白蛋白减少，可使红细胞沉降率增快。

⑤贫血：当血红蛋白含量 < 90g/L 时，红细胞沉降率可轻度增快，并随贫血加重而增快明显，但不成正比，轻度贫血对红细胞沉降率尚无影响。低色素性贫血患者因红细胞体积减小，内含血红蛋白量不足而沉降缓慢；遗传性球形细胞增多症、镰状细胞贫血患者，由于细胞形态学的改变不利于缗钱状聚集，故其红细胞沉降率结果常降低。

⑥高胆固醇血症：如肾病综合征、黏液性水肿和动脉粥样硬化等，均可出现红细胞沉降率增快。

（3）红细胞沉降率减慢的临床意义较小，如因红细胞数量明显增多及纤维蛋白原含量严重减低所致，见于各种原因所致的脱水血浓缩、真性红细胞增多症和弥散性血管内凝血等。

6.项目名称：甲状腺素（T4）

T4 是甲状腺分泌的主要产物，也是构成下丘脑－垂体前叶－甲状腺调节系统完整性不可缺少的成分。T4 可增加基础代谢率，并在人体所有细胞发育中起着重要作用。T4 由二分子的二碘酪氨酸（DIT）在甲状腺内偶联生成。T4 与甲状腺球蛋白结合贮存在甲状腺滤泡的残腔中，在促甲状腺素（TSH）的调节下分泌释放。血清中 99% 以上的 T4 以与其他蛋白质结合的形式存在。血清中运输蛋白质的浓度易受外源性和内源性作用的影响。因此，在检测血清 T4 浓度的过程中需考虑到结合蛋白质的状况。若忽略这一点，结合蛋白质浓度的变化（如孕期、服用雌激素或者患肾病综合征等），则会导致反映甲状腺代谢状况检测的错误结果。T4 测定可用于甲状腺功能亢进、原发性和继发性甲状腺功能减退的诊断以及 TSH 抑制治疗的监测。

7.项目名称：游离甲状腺素（FT4）

FT4 是一种未结合的具有生物活性的甲状腺素，在总 T4 中仅占 0.03%。绝大部分 T4 无活性，与血清蛋白结合。FT4 的检测理论上不受结合蛋白浓度和结合力特性的影响，因此不需要额外进行反映结合参数类项目的检测（如 T-uptake，TBG）。因此，FT4 的测定是临床常规诊断的重要指标。当怀疑甲状腺功能紊乱时，常联合检测 FT4 和 TSH。FT4 也适用于对甲状腺抑制治疗的效果进行监测。FT4 检测样本不可稀释，因为血中的 T4 存在游离和蛋白结合状态的动态平衡，结合蛋白的浓度变化会打破这种平衡。

8.项目名称：三碘甲状腺原氨酸（T3）

T3 是一种负责各种靶器官代谢调节的甲状腺激素。血清中的 T3 大多数是外围组织脱碘转化而来，少部分 T3 是由甲状腺直接分泌后释放至血液中。T4 转变成 T3 的减少会导致 T3 浓度下降，见于药物的影响，如丙醇、糖皮质类固醇、胺碘酮以及严重的非甲状腺疾病（NTI），称为"T3 低下综合征"。与 T4 一样，99% 以上的 T3 与运输蛋白质结合，T3 的亲和力要比 T4 低近 10 倍，但 T3 与甲状腺受体结合的亲和力要比 T4 高 15 倍。T3 测定可用于 T3 型甲状腺功能亢进、早期甲状腺功能亢进的诊断和假性甲状腺毒症的鉴别诊断。

9.项目名称：游离三碘甲状腺原氨酸（FT3）

FT3 是 T3 的一种未结合的具有生物活性的形式，在总 T3 中仅占 0.2% ～ 0.4%。绝大部分 T3 无活性，与血清蛋白结合，FT3 的检测理论上不受结合蛋白浓度和结合力特性的影响，不需要额外进行反映结合参数类项目的检测，因此 FT3 的测定是临床常规评估甲状腺功能的重要指标。FT3 的检测结果可作为甲状腺疾病鉴别诊断的依据，被用来区分不同类型的甲状腺功能亢进，以及确诊 T3 甲状腺毒症。

10.项目名称：促甲状腺素（TSH）

TSH 在垂体前叶的特异性嗜碱细胞内生成。垂体释放 TSH 是机体发挥甲状腺素生理作用的中枢调节机制，刺激甲状腺素的生成和分泌，并有增生效应。TSH 检测是查明甲状腺功能的初筛试验。TSH 是测试甲状腺功能的非常敏感的特异性参数，特别适合用于早期检测或排除下丘脑－垂体－甲状腺中枢调节环路的功能紊乱。

11.项目名称：抗甲状腺球蛋白抗体（TGAb）

TGAb 浓度升高常见于一些自身免疫性疾病引起的甲状腺炎。高浓度的 TGAb 和血清抗甲状腺过氧化物酶抗体（TPOAb）预示有慢性淋巴细胞性甲状腺炎（桥本甲状腺炎）。在自身免疫性甲状腺炎（包括桥本甲状腺炎）受试者中，TGAb 的阳性率为 50%～80%，在毒性弥漫性甲状腺肿（Graves 病）患者中，TGAb 的阳性率为 30%～50%。TGAb 对于桥本甲状腺炎的病程监测和鉴别诊断非常重要。这包括不明原因的 TPOAb 检测结果阴性的疑似自身免疫性甲状腺炎病例，以及用于区分桥本甲状腺炎与非毒性结节性甲状腺肿或其他形式的甲状腺肿。在检测甲状腺球蛋白（TG）的同时应检测 TGAb，用于排除 TG 自身抗体的干扰。抗体滴度与疾病的临床活动性无关。在疾病的缓解期或经过漫长的病程之后原先升高的抗体滴度可能转为阴性，若抗体在缓解之后再次出现，则可能是复发。

12.项目名称：抗甲状腺过氧化物酶抗体（TPOAb）

甲状腺过氧化物酶（TPO）是潜在的自身抗原。自身免疫性疾病引起的数种甲状腺炎常伴有血中 TPOAb 滴度升高，TPOAb 滴度升高可见于 90% 的慢性桥本甲状腺炎以及 70% 的突眼性甲状腺肿患者。虽然同时检测其他甲状腺抗体（TGAb、TRAb）可以增加敏感性，但是 TPOAb 阴性结果并不能排除自身免疫性疾病。抗体滴度与疾病的临床活动性无关，随着病程的延长或是处于疾病缓解期，抗体滴度可转阴。若在疾病缓解期再度出现抗体，则有复发的可能。

13.项目名称：促甲状腺素受体抗体（TRAb）

TRAb 又称膜受体抗体，是直接作用于甲状腺细胞膜上的 TSH 受体的抗体，属免疫球蛋白 IgG。TRAb 测定可用于 Graves 病、甲状腺功能亢进的诊断和治疗监测。TRAb 可用于自身免疫性甲状腺功能亢进的诊断或排除；监测 Graves 病患者治疗并预测复发情况，对治疗管理具有重要的指导作用；孕晚期建议进行 TRAb 测定，因为 TRAb 是 IgG 类抗体，可通过胎盘并引起新生儿甲状腺疾病。

14.项目名称：甲状腺球蛋白（TG）

TG 由甲状腺细胞大量合成并释放到甲状腺滤泡腔内。TSH、甲状腺内碘缺乏、促甲状腺素免疫球蛋白均可刺激 TG 的生成。甲状腺细胞合成 TG 以及将 TG 转送到滤泡的过程中，少量蛋白可进入血流。因此无甲状腺疾病的健康个体中也能检出低浓度 TG。TG 浓度升高在不同的甲状腺疾病中均有报道，如桥本甲状腺炎、Graves 病等。TG 还有助于鉴别亚急性甲状腺炎和甲状腺毒症。对于先天性甲状腺功能减退症 TG 的检测可用于鉴别先天性甲状腺缺失和甲状腺发育不全或其他病理情况。TG 检测主要用于甲状腺全切或次全切术后患者的随访，由于甲状腺是 TG 的唯一已知来源，在甲状腺全切或次全切伴随放射性碘成功消融残留甲状腺组织后，血清 TG 浓度将降至极低，甚至检测不到。若甲状腺全切后血清 TG 浓度可检出，则提示甲状腺癌持续存在或复发。因此，TG 浓度明显升高可认为是该疾病复发的征兆。

15.项目名称：乙型肝炎病毒表面抗原（HBsAg）

HBsAg 是乙型肝炎病毒（HBV）感染后第一个出现的标志物，是提示血清有潜在传染性的指标。乙型病毒性肝炎是一种重要的公众危害性疾病，据估计全球范围内目前大约有 3 亿乙型肝炎病毒携带者。感染乙型病毒性肝炎可引起广泛的急、慢性肝脏疾病，流行病学研究已经清楚地表明乙型肝炎病毒与肝细胞癌的发生有关系。感染乙型肝炎病毒后，机体会产生各种不同模式的抗原、抗体血清学免疫应答反应。通过监测这些标志物，不仅可以诊断感染，而且可以判断疾病的进程和预后。

16.项目名称：乙型肝炎病毒表面抗体（Anti-HBs）

分析 Anti-HBs 可以用于注射 HBV 疫苗后对机体免疫反应的监测。目前认为 Anti-HBs 的量在 10mIU/mL 以上可能有保护性。当患者有低水平的抗体时，应检测其他的乙型肝炎病毒感染的标志物，以确定患者是否感染及其感染状态。分析 Anti-HBs 也可以用于对 HBV 急性感染恢复过程的监测。Anti-HBs 是病毒中和性抗体，检测到 Anti-HBs，提示感染正按病程发展进行，患者出现免疫应答。

17.项目名称：乙型肝炎病毒e抗原（HBeAg）

HBeAg 是在 HBV 感染者的血清中发现的以游离形式存在的一种小分子多肽，在 HBsAg 升高之后不久即可出现，在急性 HBV 感染早期以及某些慢性携带者的标本中可以检测到。外周血中存在 HBeAg 提示患者有较强的 HBV 传染性，可经母婴垂直传播和经血液（体液）水平传播。HBeAg 阳性可作为体内 HBV 处在复制状态及血清具有传染性的一个标志，持续阳性则提示转为慢性。

18.项目名称：乙型肝炎病毒e抗体（Anti-HBe）

Anti-HBe 在 HBV 感染的恢复期或 HBV 携带

者身上可被检测到，Anti-HBe 可以清除血液中的 HBeAg。常常可以存在许多年而且提示传染性减低，是疾病好转的征兆。用 α-干扰素治疗 HBeAg 阳性的患者常会导致 Anti-HBe 血清转化。监测 Anti-HBe 的情况可以帮助对血清转化过程进行判断，这对于 HBV 感染的诊治十分重要。Anti-HBe 的血清学转化通常早于 Anti-HBs 的出现，在此期间的传染性尚不清楚。Anti-HBe 的水平升高后，循环中的 HBeAg 水平开始下降，直至检测不到。因此，HBeAg 和 Anti-HBe 的动态监测可以辅助判断其血清学转化状态，对于 HBV 感染的治疗监测十分重要。

19.项目名称：乙型肝炎病毒核心抗体（Anti-HBc）

HBsAg 出现后不久即可检测到 Anti-HBc。由于 Anti-HBc 可能在 HBsAg 清除后延迟出现，所以 Anti-HBc 可能会成为 HBV 感染和其血液有传染性的唯一标志。在急、慢性肝炎患者体内均可检测到，同时可以是既往感染的标志。

20.项目名称：抗人类免疫缺陷病毒（HIV）抗体

血清中存在 HIV 抗体提示可能感染了 HIV。HIV 抗体检测作为 HIV 感染的初筛试验，对早期发现

HIV 感染具有重要意义。阳性结果需通过其他确认试验（如免疫印迹或 HIV-RNA 检测）进一步确诊。

21.项目名称：抗丙型肝炎病毒（HCV）抗体

抗 HCV 抗体是 HCV 感染后产生的特异性抗体，是 HCV 感染的标志，非保护性抗体。抗 HCV 抗体一般用于流行病学筛查，阳性结果需结合 HCV-RNA 检测及其他相关检测指标进行临床病原学诊断。检测抗 HCV 抗体有助于早期发现丙型肝炎感染者，进行及时的治疗和干预，防止疾病进展为慢性肝炎、肝硬化或肝细胞癌。

22.项目名称：梅毒特异性抗体

血清中存在梅毒特异性抗体提示可能感染梅毒。通过检测梅毒特异性抗体来确定是否存在梅毒感染，可用于梅毒的初筛和确诊。梅毒特异性抗体的检测对梅毒的早期诊断、治疗和预后评估具有重要意义，有助于防止疾病进展和并发症的发生。此外，梅毒特异性抗体检测对于孕妇筛查和预防先天梅毒也十分重要。

23.项目名称：甲苯胺红不加热血清试验（TRUST）

TRUST 是梅毒诊断的初筛试验。TRUST 试验是非梅毒螺旋体抗原试验，具有高敏感性但特异性较低，一些非梅毒患者的血清中可能会暂时或长期出现梅毒反应素，称为生物学假阳性（BFP）。因此，结果的解释需要结合临床具体情况进行分析。

24.项目名称：抗核抗体（ANA）

ANA 是自身免疫性疾病的常见标志。ANA 检测阳性提示可能存在系统性红斑狼疮（SLE）、类风湿性关节炎（RA）、硬皮病（SSc）、多发性肌炎/皮肌炎（PM/DM）等多种自身免疫性疾病。ANA 检测阳性并不能确诊具体疾病，但在综合其他临床表现和实验室结果后，对自身免疫性疾病的诊断和鉴别具有重要参考价值。

25.项目名称：抗核抗体谱

（1）抗 ds-DNA 抗体：系统性红斑狼疮（SLE）的标志性抗体，滴度与疾病活动度正相关。持续高滴度与狼疮性肾炎相关，可用于疾病活动性的监测和治疗效果的评估。

（2）抗核小体抗体：在 SLE 患者中阳性率为 50%～90%，特异性几乎为 100%。在 SLE 早期出现，可用于早期诊断。联合检测抗 ds-DNA 和抗核小体抗体可提高 SLE 的检出率。

（3）抗组蛋白抗体：多见于药物诱导的红斑狼疮患者（特异性为 95%），在 30% ～ 70% 的 SLE 和 5% ～ 50% 的 RA 患者中也可检出。抗组蛋白抗体阳性与 SLE 活动性及狼疮性肾炎相关。

（4）抗 U1-nRNP 抗体：高滴度是混合性结缔组织病（MCTD）的特异性标志（特异性为 95% ～ 100%），低滴度可见于 SLE 患者中（特异性为 15% ～ 40%），但几乎总伴有抗 Sm 抗体。

（5）抗 Sm 抗体：SLE 的特异性抗体，抗 Sm 抗体阳性见于 20% ～ 30% 的 SLE 患者，特异性为 100%，对 SLE 的诊断具有重要意义。

（6）抗 SS-A 抗体：抗 SS-A 抗体阳性见于 60% ～ 70% 的 SLE 患者及 70% 的干燥综合征患者，常伴有抗 SS-B 抗体阳性。对 SLE 和干燥综合征的诊断具有重要价值。

（7）抗 SS-B 抗体：抗 SS-B 抗体阳性主要见于干燥综合征及 SLE 患者，提示疾病由轻症向重症发展，具有高特异性（特异性为 97%）。

（8）抗 PCNA 抗体：SLE 的特异性抗体，阳性率为 3%（特异性为 2% ～ 10%）。抗 PCNA 抗体阳性可能与 SLE 发展为弥散性增殖性肾小球肾炎有关。

（9）抗 RO52 抗体：不具有特异性，抗 RO52 抗体阳性可能与抗 Jo-1 和 RNP 抗体发生交叉反应。

（10）抗 Scl-70 抗体：系统性硬化症的特异性标志物，阳性率为 25% ～ 70%，特异性达 98%。

（11）抗 PM-Scl 抗体：抗 PM-Scl 抗体阳性常见于多肌炎与硬化症的重叠综合征患者，50% 的抗 PM-Scl 抗体阳性患者为肌炎与硬化症的重叠综合征，抗 PM-Scl 抗体阳性在单独的多肌炎患者和弥散性硬化症患者中也可见到。

（12）抗 Jo-1 抗体：抗 Jo-1 抗体阳性多见于多发性肌炎 / 皮肌炎，阳性率 20% ～ 40%。与肌炎相关，是多发性肌炎的特异性抗体。

（13）抗 AMA-M2 抗体：原发性胆汁性肝硬化（PBC）的标志性抗体（特异性 85% ～ 95%），也可见于其他慢性肝脏疾病和系统性硬化症患者。

（14）抗核糖体 P 蛋白抗体（ARPA）：SLE 的特异性标志抗体，阳性率为 5% ～ 15%，ARPA 阳性与 SLE 的活动性及中枢神经系统、肾脏或肝脏受累相关。

（15）抗 CENPB 抗体：未分化型系统性硬皮病患者的特异性标志，阳性率为 22% ～ 36%。在局限性 PSS 患者中的阳性率为 80% ～ 95%，与雷诺现象密切相关。

26.项目名称：抗中性粒细胞胞浆抗体（ANCA）

ANCA 检测在自身免疫性疾病的诊断中具有重要意义。ANCA 阳性可能提示患者患有血管炎性疾病，如肉芽肿性多血管炎（GPA）、显微镜下多血管炎（MPA）和嗜酸性肉芽肿性多血管炎（EGPA）。ANCA 的阳性结果需结合其他临床表现和实验室检测进一步诊断。

27.项目名称：抗髓过氧化物酶（MPO）、抗蛋白酶3（PR3）、抗肾小球基底膜（GBM）抗体IgG

抗 MPO、PR3 和 GBM 抗体 IgG 检测在诊断自身免疫性肝炎和血管炎性疾病中具有重要意义。抗 MPO 抗体阳性提示可能存在显微镜下多血管炎（MPA）或肾小球肾炎；抗 PR3 抗体阳性提示可能存在肉芽肿性多血管炎（GPA）；抗 GBM 抗体阳性提示可能存在肺出血–肾炎综合征。这些抗体的检测对于疾病的诊断、监测和治疗方案的制定具有重要参考价值。

28.项目名称：过敏原

变态反应是一种对异物的超敏反应。这些异物通常无害，但在变态反应患者中，会产生强烈的反应。

最常见的变态反应为Ⅰ型变态反应，其特征是有特异性IgE抗体的形成。特应性变态反应是一种遗传性疾病，常见的症状有过敏性哮喘、鼻炎和皮炎（神经性皮炎）。在工业化国家，超过15%的人患有速发型超敏反应。

典型的变态反应有鼻炎、干热、结膜炎和哮喘。随后每次接触过敏原，变态反应越发激烈。如果发生系统性变态反应，可能会发生危及生命的严重反应（窒息）。吸入性变态反应可由季节性变应原引起（树、草或种子的花粉），也可由常年性过敏原（尘螨、霉菌孢子、宠物的唾液和皮屑）引起。

变态反应不仅可由空气传播的过敏原，如花粉、灰尘和霉菌引起，也可由所摄入的食物引起。引起变态反应最常见的食物有花生、大豆、小麦、贝类、鱼、牛奶、蛋类和坚果。食物性变态反应是由IgE介导的变态反应，在食入后数小时内就可出现症状。可能的症状有唇、舌、喉部灼痛和瘙痒，头晕、腹部痉挛、腹泻和红斑，甚至出现哮喘、气短、心跳加速、恐慌和精神错乱。有时坚果、贝类、鱼和花生甚至能引起窒息。因此，通过过敏原检查，可以明确是接触性的、食入性的、还是吸入性的过敏原引起的过敏反应，从而采取针对性的治疗和预防。

29.项目名称：脱髓鞘抗体

视神经脊髓炎是一种自身免疫性中枢神经系统疾病，具有急性或亚急性脱髓鞘症状，可侵犯视神经与脊髓，单发或复发视神经炎和横贯性脊髓炎。在临床症状上，视神经脊髓炎与多发性硬化有较多相似之处，但治疗原则存在较大差异。因此，视神经脊髓炎早期发现且精准的诊断对患者诊疗意义重大。随着免疫病理学等学科的不断发展，水通道蛋白-4（AQP4）抗体、髓鞘少突胶质细胞糖蛋白（MOG）抗体、髓鞘碱性蛋白（MBP）抗体和胶质纤维酸性蛋白（GFAP）抗体被证实与视神经脊髓炎的发生和发展有重要关系。

通过测定患者血清或脑脊液中的抗水通道蛋白4抗体有助于视神经脊髓炎的早期发现及诊断。2021版的《视神经脊髓炎谱系疾病诊断与治疗指南》提出，AQP4-IgG 是具有高度特异性的诊断标志物，视神经脊髓炎谱系疾病（NMOSD）中约 70% ～ 80% AQP4-IgG 表达阳性。MOG-IgG 是髓鞘少突胶质细胞糖蛋白抗体相关性疾病（MOGAD）的重要生物学诊断标志物，MOG-IgG 滴度与 MOGAD 病情严重程度相关。髓鞘碱性蛋白（MBP）是构成神经髓鞘的主要成分之一，约占髓鞘蛋白总量的 30%，是髓鞘中抗原性最强的蛋白质，在中枢神经系统由少突细胞和周围神经系统神经膜细胞合成的一种强碱性膜蛋白，具有神经组织特异性。当中枢神经系统病变累及髓鞘时，MBP可以进入脑脊液及血液中，通过免疫反应而产生MBP抗体，导致中枢神经系统炎性脱髓鞘疾病的发生。胶质纤维酸性蛋白星形细胞病（GFAP-A）是一种自身免疫性炎症性中枢神经系统疾病，是不同于多发性硬化症和NMOSD的独立疾病，主要累及脑膜、脑、脊髓和视神经，以发热、头痛、脑炎、脊髓炎、视力异常为主要临床特征，特异性GFAP抗体是该类疾病的生物学标志物。通过对中枢神经系统脱髓鞘疾病患者的血清或者脑脊液进行AQP4、MOG、MBP、GFAP抗体检测可辅助诊断视神经脊髓炎，并发挥在中枢神经系统炎性脱髓鞘疾病的鉴别诊断价值。

30.项目名称：免疫球蛋白IgA、IgM、IgG

免疫球蛋白的定量检测直接反映机体的体液免疫状态。免疫球蛋白降低常见于原发性和继发性免疫缺陷病，如恶性肿瘤晚期、营养不良；免疫球蛋白升高见于多克隆或单克隆免疫球蛋白增殖病，如肝脏疾病、急性或慢性感染、自身免疫性疾病、重链病、浆细胞瘤及巨球蛋白血症等。

31.项目名称：弓形虫IgG/IgM抗体（TOX-IgG/TOX-IgM）

TOX-IgG/TOX-IgM 阳性结果提示可能存在近期感染。检测结果的解释必须结合患者的临床表现。阴性结果不能排除患者感染弓形虫的可能性。

32.项目名称：风疹病毒IgG/IgM抗体（RSV-IgG/RSV-IgM）

RSV-IgM 测定结果高于临界值的程度与标本中抗体浓度水平无关。标本中 RSV-IgM 阴性结果可与 RSV-IgG 阳性结果并存，RSV-IgM 阴性不能够完全排除急性风疹感染的可能。

33.项目名称：巨细胞病毒抗体IgG/IgM（CMV-IgG/CMV-IgM）

感染巨细胞病毒后，一般患者通常无症状或只有轻微症状。但是，巨细胞病毒感染可能给孕妇、新生儿和免疫缺陷患者带来极高的健康风险。在治疗患者过程中，对相关患者使用血清阴性血产品时仍然需要慎重考虑。血清学试验可用于识别血清反应阴性个体和血清反应阴性的器官或血产品供体。胎儿在子宫内感染可能引发不同程度的后遗症，包括智力、脉络膜视网膜炎、听力丧失和神经疾病。初次感染时，胎儿的子宫内病毒感染和 CMV 相关损伤的风险大幅上升，所以应当重视对孕妇进行有效的初次 CMV 感染检查。外源性病毒的再次感染或潜伏病毒的再激活可能导致在没有出现初次感染 CMV 的情况下产生 CMV-IgM 抗体。虽然存在巨细胞病毒特异性 IgG 抗体能减少 CMV 相关病症的可能，但它并不能保证完全保护个体免受此种病毒的感染。

34.项目名称：柯萨奇病毒抗体IgM（COX-IgM）

柯萨奇病毒是细小 RNA 病毒科肠道病毒属成员，病毒性心肌炎的病例中有 20%～25% 是由柯萨奇 B 组病毒引起的。柯萨奇病毒的携带者和患者均为传染源。柯萨奇病毒是一类常见的经呼吸道和消化道感染人体的病毒。在患者脑脊液、血液、胸腔积液、骨髓、唾液、尿中均可分离出病毒。柯萨奇病毒主要通过肠道传播，也可经污染的手、食品、衣服、用具等传播。在婴儿室内柯萨奇病毒感染患儿、医护人员以及哺乳的产妇均可成为本病散发或流行的传染源。柯萨奇病毒 IgM 抗体自病程第 1 周起迅速上升，于 3～4 周内下降或消失，柯萨奇病毒感染后其特异性的 IgM 抗体的出现可以作为柯萨奇病毒的急性期或持续性感染诊断的重要指标之一。

35.项目名称：EB病毒衣壳抗原抗体IgM（EBV-CAIgM）

EB病毒属于人疱疹病毒，是传染性单核细胞增多症的病原体。传染性单核细胞增多症是与咽炎和淋巴结病有关的发热性疾病。另外还发现EB病毒感染与伯基特淋巴瘤、鼻咽癌以及多发性硬化症有关。EB病毒感染的特征是形成抗EB病毒衣壳抗原（CA）抗体，抗EB病毒核心抗原（NA）抗体以及抗EB病毒早期抗原（EA）抗体。在90%的EB病毒感染早期患者血清中检测到EBV-CAIgM抗体，同时抗EBV-CAIgG抗体滴度的升高能有效提示EB病毒的急性感染。高滴度抗EBV-CAIgA抗体提示患伯基特淋巴瘤或鼻咽癌的可能性加大。

36.项目名称：免疫球蛋白E（IgE）

IgE对嗜碱性粒细胞和肥大细胞具有高度亲和性，故又称为反应素或亲细胞抗体。IgE主要由呼吸道和消化道黏膜固有层的浆细胞产生，在正常人的血液中含量极低，约占血清总Ig的0.002%。IgE与Ⅰ型变态反应有关，过敏体质或超敏患者血清中IgE

明显高于正常人，故 IgE 在血清中含量过高，常提示遗传过敏体质或 I 型变态反应的存在。

37.项目名称：凝血酶原时间（PT）

PT 延长见于先天性凝血因子 II、V、VII、X 缺乏；低（无）纤维蛋白原血症；获得性凝血因子缺乏见于 DIC、原发性纤溶症、维生素 K 缺乏、肝病、血液循环中有抗凝物质（如口服抗凝药物、肝素）等。

PT 缩短见于先天性凝血因子 V 增多、口服避孕药、高凝状态（DIC 早期、急性心肌梗死等）、血栓性疾病（脑血栓形成、急性血栓性静脉炎）、多发性骨髓瘤、洋地黄中毒、乙醚麻醉后等。

PT 的检测还可用于监测口服抗凝药物（如华法林、双香豆素等）的重要指标。

38.项目名称：部分凝血酶原时间（APTT）

（1）APPT 延长

①凝血因子 VII、VIII、IX、XI 血浆水平减低，如血友病 A、血友病 B 及凝血因子 VII 和 XI 缺乏症；凝血因子 VIII 减少还见于部分血管性血友病（vWD）。

②严重的凝血酶原、凝血因子 V、凝血因子 X 和纤维蛋白原缺乏，如肝脏疾病、阻塞性黄疸、新生儿

出血病、肠道灭菌综合征、吸收不良综合征、口服抗凝剂、应用肝素以及纤维蛋白原缺乏症等。

③纤溶活性增强，如继发性、原发性纤溶亢进及循环血液中有纤维蛋白（原）降解产物（FDP）。

④血液循环中有抗凝物质，如抗凝血因子Ⅷ或Ⅸ抗体、狼疮抗凝物等。

（2）APTT缩短

①高凝状态，如弥散性血管内凝血的高凝血期、促凝物质进入血液以及凝血因子的活性增强等。

②血栓性疾病，如心肌梗死、不稳定性心绞痛、脑血管病变、糖尿病伴血管病变、肺梗死、深静脉血栓形成、妊娠高血压综合征、肾病综合征以及严重烧伤等。

39.项目名称：凝血酶时间（TT）

（1）TT延长：见于肝素增多、类肝素抗凝物质存在、纤维蛋白原降解产物（FDP）增多及DIC、低（无）纤维蛋白原血症。

（2）TT缩短：见于血样本有微小凝块或有钙离子存在。

（3）TT的检测还可用于纤维蛋白原降解治疗的监测，纤维蛋白形成障碍或怀疑重度纤维蛋白原缺乏的筛查，肝素诱导凝血酶时间延长和纤维蛋白形成障碍的鉴别诊断等。

40.项目名称：纤维蛋白原（FIB）

（1）FIB 含量增高见于：高凝状态（如糖尿病伴血管病变、急性心肌梗死、脑血管病变、口服避孕药、妊娠、深静脉血栓形成、动脉粥样硬化、高脂血症等）；亦见于急性传染病、急性感染、肾小球疾病活动期、放射治疗后、烧伤、休克、外科手术后、恶性肿瘤、多发性骨髓瘤等。

（2）FIB 含量减少见于：肝脏疾病（重症肝炎、慢性肝炎、肝硬化等）；DIC 消耗性低凝血期及纤溶期、溶栓治疗的监测、原发性纤维蛋白原缺乏症、原发性纤溶活性亢进、恶性贫血及肺、甲状腺、子宫、前列腺手术等。

41.项目名称：D-二聚体

（1）D-二聚体明显升高见于：高凝状态、血栓性疾病和DIC。D-二聚体水平升高还可见于：孕期、口服避孕药、年龄增高、情绪紧张、血栓、动脉粥样硬化、肿瘤、创伤、外科手术后、血液透析等。

（2）D-二聚体结果低于医学决定水平，可以用来排除血栓的可能。

（3）D-二聚体是鉴别原发性纤溶症与继发性纤溶症的重要依据。发生继发性纤溶症时升高，而在原发性纤溶症时可正常。

五、免疫学检验

（一）泪液的免疫学检验

泪液标本因取材方便、无创而成为眼科检验非常理想的标本类型。近年来随着微量取材技术的发展，泪液标本逐渐用于临床检验。目前临床应用广泛的泪液生物学标志物包括泪液黏蛋白（LTA）、免疫球蛋白 E（IgE）、基质金属蛋白酶 9（MMP-9）等。

1.项目名称：泪液黏蛋白（LTA）

LTA 由结膜杯状细胞产生和分泌。LTA 对眼睛的表面组织有重要的保湿和润滑作用。若泪液中的 LTA 含量过低，则提示泪液中的 LTA 含量下降，对眼表的保湿和润滑作用也会下降，患者可能出现干眼等症状。相反，若泪液中的 LTA 含量过高，则提示眼表可能存在炎症、T 细胞异常激活或眼表过敏所导致的免疫激活。通过检测泪液中的 LTA 含量，可以了解泪液质量是否下降、是否存在眼表炎症或其他眼表问题。这对于预防眼部感染、保护眼睛健康具有重要意义。

根据临床试验数据，正常泪液中的 LTA 含量一般在 0.65 ～ 3ng/mL，处于免疫稳态。检测结果 LTA＞3ng/mL，提示可能有眼表炎症或其他眼表问题，需医生结合临床情况综合判断。

2.项目名称：免疫球蛋白（IgE）

过敏性结膜炎是过敏原对结膜刺激产生超敏反应所引起的眼表炎症疾病，主要由 IgE 介导。

在 IgE 介导的过敏性结膜炎患者的泪液中，总 IgE 含量会升高。在正常泪液中一般无法检测到 IgE，或仅有微量的存在。泪液中总 IgE 浓度升高，提示患者处于 IgE 介导的过敏反应状态，可辅助诊断过敏性结膜炎。泪液中 IgE 的含量受多种因素的影响，包括冲洗眼睛、使用抗过敏药等。同时，过敏性结膜炎的发病机理比较复杂，除了由 IgE 介导的过敏反应，还可能由其他机理介导，因此，临床诊断还需要结合患者的具体情况综合判断。

3.项目名称：基质金属蛋白酶9（MMP-9）

基质金属蛋白酶（MMP）在许多生物学过程中发挥作用，如组织重塑和生长、创伤修复、组织防御和免疫应答等。MMP-9 是 MMP 家族中一种，在眼表中分布广泛，被激活后会消化眼表细胞间连接，加速上皮脱落、角膜屏障破坏和角膜伤害感受器的暴露，从而导致角膜疼痛和其他干眼症状。

当眼泪中的 MMP-9 含量过高时，能与促炎性细胞因子相互作用，导致过度表达，从而破坏眼表平衡，引发干眼、角膜溃疡和穿孔等各类眼表疾病。根据临床试验数据，健康眼表眼泪的 MMP-9 含量一般在 $0 \sim 38ng/mL$。

以上泪液生物学标志物检测方法有酶联免疫吸附分析、胶体金法等，不同方法学的灵敏度、特异度、操作繁琐程度不同，各实验室可根据自身需求进行选择。

（二）眼内液的免疫学检验

眼内液免疫学检验可特异性地反映眼内环境，为临床对疾病作出准确判断和针对性治疗提供依据。因此，眼内液的免疫学检验在眼科疾病治疗方面具有重要意义。主要包括眼内液的细胞因子检测、病原体抗体检测、寄生虫抗体检测等。

1.眼内液细胞因子检测

眼内液细胞因子检测常用的分析法主要为酶联

免疫吸附分析、液相芯片法。

由于标本微量，酶联免疫吸附分析只能检测眼内液标本中 1～2 个细胞因子的浓度，很难进行多个细胞因子间的比较，尚不能得到眼内液中各种细胞因子之间相互作用和整体变化的结果；此外，如果进行大量标本多个因子的检测，还存在操作繁琐、费时的问题。

液相芯片法主要采用的是流式荧光免疫微球分析法，具有高通量、高灵敏度及高特异性的特点，非常适合微量泪液标本中多个细胞因子的同时检测；对多个细胞因子水平进行全面监测与评价，比监测单个细胞因子更能反映疾病发生与发展的整体变化；同时能克服眼内液标本量少的缺陷，为此这项技术在眼内液细胞因子检测中具有广阔的应用前景。目前临床应用较广泛的细胞因子主要包括白介素 –6（IL–6）、白介素 –8（IL–8）、白介素 –10（IL–10）、血管内皮生长因子（VEGF）、成纤维细胞生长因子（bFGF）、血管细胞黏附因子（VCAM）、单核细胞趋化蛋白 –1（MCP–1）、细胞间黏附分子（ICAM）等。

（1）项目名称：白介素 –6（IL–6）

IL–6 是由单核细胞、巨噬细胞、T 淋巴细胞及其他类型细胞产生的多效性细胞因子，在感染和炎症过程中显著上调，是宿主抵御环境压力（如损伤和感染）

的核心细胞因子。异常和持续的 IL-6 产生与各种自身免疫和炎症性疾病的发展密切相关。越来越多的研究表明，IL-6 在眼结膜、角膜、葡萄膜、视网膜等部位的炎症和血管生成中发挥重要作用，表现为不同程度升高。IL-6 的阻断可以改善眼部慢性、难治性炎症。

（2）项目名称：白介素 -8（IL-8）

IL-8 是中性粒细胞趋化因子，定量反映眼内炎症活动程度，能刺激中性粒细胞、T 淋巴细胞和嗜酸性粒细胞的趋化。

（3）项目名称：白介素 -10（IL-10）

IL-10 是一种抗炎性因子，由淋巴瘤细胞分泌并促进其生长和扩增。IL-10 作为一种多能细胞因子参与调控多种细胞的功能，并有助于清除感染物，发挥下调炎症反应、拮抗炎症介质的作用，降低宿主损伤。同时，IL-10 可通过调控巨噬细胞、VEGF 和 VEGFR1 的表达，促进眼底新生血管的形成。IL-6 与 IL-10 的比值用于判断眼内炎症和弥漫大 B 细胞淋巴瘤所引起的伪装综合征。若 IL-10/IL-6 ≤ 1，则提示眼内炎症可能性大；若 IL-10/IL-6 > 1，则提示眼内弥漫大 B 细胞淋巴瘤存在的可能性大。

（4）项目名称：血管内皮生长因子（VEGF）

VEGF 是一种高度特异的血管内皮细胞有丝分裂素，主要发挥刺激内皮细胞增殖迁徙，促进血管形成的作用。VEGF 在视网膜局部缺氧的情况下，参与诱导视网膜新生血管的形成，是目前发现的最强烈的血管生成因子。对 VEGF 高水平患者进行抗 VEGF 治疗有利于抑制新生血管，减轻水肿，使患者角房功能稳定恢复，有利于临床治疗。

（5）项目名称：成纤维细胞生长因子（bFGF）

bFGF 反映眼内纤维增生活跃程度，促进成纤维细胞的生长，促进成纤维细胞 IL-6 的产生，与眼内纤维增生有一定关联。

（6）项目名称：血管细胞黏附因子（VCAM）

VCAM 与血眼屏障破坏、炎症有关，滴度升高时，提示眼内组织水肿。

（7）项目名称：单核细胞趋化蛋白 1（MCP-1）

MCP-1 是巨噬细胞炎性蛋白，是重要的促炎性细胞因子，定性 / 半定量反映眼内炎症活动程度。

（8）项目名称：细胞间黏附分子（ICAM）

ICAM 与炎症有关，在稳定细胞间相互作用和促进白细胞、内皮细胞的迁移中起到重要作用。

2.眼内液病原体相关指标检测

主要包括眼内液特异性病原体 IgG 抗体、相应病原体的 Goldmann-Witmer 系数、辅助真菌感染的 G 实验和 GM 实验等。

（1）项目名称：眼内液病原体 IgG 抗体

主要包括巨细胞病毒 IgG（CMV-IgG）、单纯疱疹病毒 IgG（HSV-IgG）、水痘 - 带状疱疹病毒 IgG（VZV-IgG）、EB 病毒 IgG（EBV-IgG）、风疹病毒 IgG（RSV-IgG）等。

CMV-IgG 反映组织感染 CMV 后的抗体生成情况，滴度越高，提示存在 CMV 感染史的可能性越大。CMV 眼内感染与青光眼睫状体炎综合征（滴度轻度升高）、巨细胞病毒性角膜内皮炎（滴度轻中度升高）、巨细胞病毒性视网膜炎（滴度显著升高）有关。

HSV-IgG 反应组织感染 HSV 后的抗体生成情况，滴度越高，提示存在 HSV 感染史的可能性越大。HSV 眼内感染与急性视网膜坏死、疱疹病毒性葡萄膜炎等有关。

VZV-IgG 反应组织感染 VZV 后的抗体生成情况，滴度越高，提示存在 VZV 感染史的可能性越大。VZV 眼内感染与急性视网膜坏死、疱疹病毒性葡萄膜炎等有关。

EBV-IgG 反应组织感染 EB 病毒后的抗体生成情况，滴度越高，提示存在 EB 病毒感染史的可能性越大。EB 病毒眼内感染与 EB 病毒葡萄膜炎有关。

RSV-IgG 反应组织感染风疹病毒后的抗体生成情况，滴度越高，提示存在风疹病毒感染史的可能性越大。风疹病毒眼内感染与 Fuchs 虹膜异色性葡萄膜炎有关。

（2）项目名称：Goldmann-Witmer（GW）系数

GW 系数是一种用于判断眼内特异性抗体成分是否为原位产生的计算方法。其计算公式为（眼内某种特定 IgG 浓度 / 眼内总 IgG 浓度）/（血清某种特定 IgG 浓度 / 血清总 IgG 浓度）。

不同范围的 GW 系数有不同的临床意义：

$0.5 \leqslant$ GW 系数 < 2.0，表示无眼内原位抗体产生；

$2.0 \leqslant$ GW 系数为 < 4.0，提示可能有眼内原位抗体产生；

GW 系数 $\geqslant 4.0$，确定有眼内原位抗体产生。

需要注意的是，GW 系数虽然被用来确诊眼内特异性抗体的产生，但为排除假阳性，GW 系数仅在眼内特异性抗体阳性时才有意义，若眼内该特异性抗体检测值为阴性，则 GW 系数无意义。此外，还有 Witmer Desmonts 系数和 Dernouchamps 抗体系数，后者极少使用。Witmer Desmonts 系数与 GW 系数的意义类似，区别在于将总 IgG 换成白蛋白进行计算。

（3）项目名称：G 实验

G 实验用于体外定量检测人血清标本中真菌（1,3）–β–D– 葡聚糖的含量，临床上主要用于辅助诊断侵袭性真菌感染。当发生真菌感染时，机体通过吞噬、消化作用，进一步破坏真菌细胞壁，真菌细胞壁独有成分（1,3）–β–D–葡聚糖被释放，从而被检测出。眼内液的 G 实验没有明确的参考范围，建议结合临床进行综合判断。

（4）项目名称：GM 实验

GM 实验用于检测人血清标本中的曲霉菌半乳甘露聚糖抗原。该抗原是曲霉细胞壁的主要成分，被认为是曲霉菌感染后最早释放入血的标志性抗原，其释放量和感染程度相关，可以间接地反映感染程度。GM 实验主要用于侵袭性曲霉菌感染的早期诊断。眼内液的 GM 实验没有明确的参考范围，建议结合临床进行综合判断。

3.眼内液寄生虫抗体检测

（1）项目名称：寄生虫特异性抗体

主要包括眼内液弓蛔虫 IgG、眼内液弓形虫 IgG

检测。若眼内液弓蛔虫 IgG 或弓形虫 IgG 检测阳性，则提示眼内弓蛔虫或弓形虫感染可能性大，建议同时检测弓形虫核酸以进一步明确。需注意的是当眼弓蛔虫病成人房水中弓蛔虫抗体检测值不高时，则建议加测玻璃体液弓蛔虫抗体，以及对比眼内液与血清 IgE。

（2）项目名称：GW 系数

与病原体 GW 系数计算方式一致。在特定情况下，如诊断眼弓蛔虫病时，房水中的抗弓蛔虫抗体效价与血清抗体效价经 GW 公式计算后，当 GW 系数 > 4.0 时，患者可确诊为眼弓蛔虫病；当 $1.0 \leqslant$ GW 系数 $\leqslant 4.0$ 时，为可疑眼弓蛔虫病；当 GW 系数 < 1.0 时，为阴性。

六、微生物学检验

（一）显微镜检查

1.细菌的显微镜检查

（1）细菌涂片的制备

①载玻片的预处理：用95%乙醇溶液浸泡或滴加95%乙醇溶液2～3滴，用洁净纱布擦拭，然后在酒精灯外焰上迅速通过2～3次。若油渍比较顽固，则可滴1～2滴冰醋酸，用纱布擦拭后，在酒精灯外焰上迅速通过2～3次。处理过的载玻片应清晰透明，洁净而无油渍，滴上水后能均匀展开，附着性好。或由医院统一供应无菌载玻片。

②标本涂片

A.液体标本：如液体培养物、血液、渗出液等，可直接用灭菌接种环蘸取一环，在载玻片中央均匀涂布成适当大小的薄层。

B.非液体标本：如脓液，先用灭菌接种环取少量生理盐水置于载玻片中央，然后再用灭菌接种环蘸取少量标本在液滴中混匀，均匀涂布成适当大小的薄层。

C.组织脏器标本：可先用镊子夹持中部，然后用灭菌剪刀剪去一小块，用其新鲜切面在载玻片上压印或将其涂抹成一薄层。

③干燥：一般采取自然干燥法。

④固定：火焰固定和化学固定。

A.火焰固定：干燥好的涂片涂抹面向上，背面在酒精灯外焰上迅速通过几次，略加热，以不烫手为宜。

B.化学固定：血液、组织脏器的涂片做吉姆萨染色，用甲醇固定。将已干燥的涂片浸入甲醇中2～3min，自然挥发干燥。

（2）染色方法

①吉姆萨染色：用于组织病理及病原体形态学检查，是眼科最常见的染色方法。

A.滴加吉姆萨染色液A液（0.5～0.8mL）于甲醇固定好的涂片上，并让染液覆盖整个标本涂片，染色1min。

B.将吉姆萨染色液B液加于A液上面（滴加量为A液的2～3倍），以洗耳球吹出微风使液面产生涟漪状，使两液充分混合，染色3～10min。

C.水洗：冲洗时不能先倒掉染液，应以流水直接冲去，以防有沉渣沉淀在标本上。

D. 干燥镜检。

②革兰染色：推荐使用。

A. 在干燥固定好的涂片上，滴加龙胆紫液染色 10s 后水洗。

B. 滴加革兰氏碘液于涂片媒染，作用 10s 后水洗；

C. 滴加 95% 乙醇溶液于涂片上脱色，脱到无紫色后水洗；

D. 滴加复染剂沙黄复染 10s 后水洗；

E. 用吸水纸吸干或自然干燥，镜检。

③抗酸染色：抗酸染色可对眼部抗酸菌（主要包括结核分枝杆菌、非结核分枝杆菌）进行检测。疑似诺卡菌感染或微孢子虫感染时可使用弱抗酸染色，如菌体或虫体呈粉红色，则为阳性。

A. 初染：涂片自然干燥固定后滴加石炭酸复红液，室温染色 10min 或更久，流水冲洗。

B. 脱色：3% 盐酸乙醇溶液脱色约 1min，如有必要，需流水洗去酸性乙醇溶液后，再次脱色至无可视红色为止，水洗。

C. 复染：用碱性美兰溶液复染 30 ~ 60s，流水冲洗，用吸水纸吸干后镜检。

（3）镜　检

①表皮葡萄球菌：是滋生于生物体表皮上的一种细菌，存在于人体的皮肤、阴道等部位，因常堆聚成葡萄状，故命名为表皮葡萄球菌。

形态：球形或稍呈椭圆形，直径 1.0 μm 左右，排列成葡萄状。葡萄球菌无鞭毛、无芽孢，除少数表皮葡萄球菌菌株外一般不形成荚膜，易被常用的碱性染料着色，革兰染色阳性。衰老、死亡或被白细胞吞噬后的菌体，可出现革兰染色呈阴性（见图6-1）。

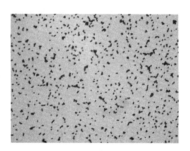

图6-1　表皮葡萄球菌涂片
（40×100倍，革兰染色）

②棒状杆菌属：是革兰阳性杆菌，因其一端或两端膨大呈棒状而得名。无芽孢，大多数菌株无动力。需氧或兼性厌氧。胞壁多糖主要是阿拉伯糖和半乳

糖。棒状杆菌属细菌种类较多，如白喉棒状杆菌、假白喉棒状杆菌、结膜干燥棒状杆菌、阴道棒状杆菌、痤疮棒状杆菌等。这些菌分别寄生于人鼻腔、咽喉、眼结膜、外阴和皮肤等处，一般无致病性，多为条件致病菌。

形态：革兰染色阳性，菌体粗细不一，常一端或两端膨大呈棒状，排列不规则，呈栅栏状，无荚膜、鞭毛及芽孢。亚甲蓝短时间染色后菌体着色不均匀，出现深染的颗粒。用 Neisser 或 Albert 等法染色，这些颗粒与菌体着色不同，称异染颗粒，其主要成分是核糖核酸和多偏磷酸盐，在鉴定时有重要意义（见图6-2）。

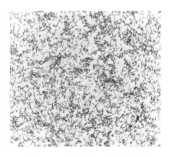

图6-2 白喉棒状杆菌涂片
（40×100倍，革兰染色）

③微球菌

形态：菌体为球形，直径 0.5 ～ 2.0 μm，成对、四联或成簇出现，但不成链。革兰染色阳性，无芽孢，严格需氧。菌落常有黄或红的色调。产少量酸或不产酸。在普通培养基上即可生长（见图 6-3）。

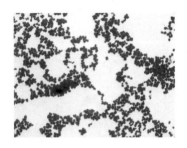

图 6-3　微球菌涂片
（40×100 倍，革兰染色）

④金黄色葡萄球菌

形态：菌体为球形，菌落表面光滑，颜色为无色或者金黄色，在血琼脂平板中，金黄色葡萄球菌菌落周围产生透明溶血环。在显微镜下该菌排列成葡萄串状，无芽孢、鞭毛，大多数无荚膜。金黄色葡萄球菌是常见的引起食物中毒的致病菌，常见于皮肤表面及上呼吸道黏膜。需氧或兼性厌氧，对环境要求不高，用一般的营养琼脂即可培养（见图6-4）。

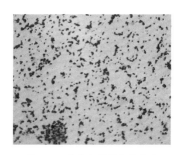

图6-4　金黄色葡萄球菌涂片
（40×100倍，革兰染色）

⑤肺炎链球菌

形态：典型的肺炎链球菌为革兰染色阳性球菌，直径约1μm，常呈双排列。有毒株在体内形成荚膜。普通染色时荚膜不着色，表现为菌体周围透明环，无鞭毛，不形成芽孢。菌体衰老时，或由于自溶酶的产生将细菌裂解后，革兰染色可呈阴性。培养初期菌落隆起呈穹隆形，随着培养时间延长，细菌产生的自溶酶裂解细菌，使菌落中央凹陷，边缘隆起成"脐状"。在血琼脂平板上，肺炎链球菌菌落周围形成 α 溶血环（见图6-5）。

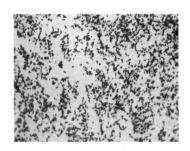

图 6-5　肺炎链球菌涂片
（40×100 倍，革兰染色）

⑥铜绿假单胞菌

形态：大小为（1.5～3.0）μm×（0.5～0.8）μm。单个、成对或偶尔成短链，在肉汤培养物中可以看到长丝状形态。菌体有 1～3 根鞭毛，运动活泼。无芽孢，能形成荚膜。易被普通染料着染，革兰染色阴性。在普通琼脂平板上形成光滑、微隆起、边缘整齐波状的中等大菌落。由于产生水溶性的绿脓素（呈蓝绿色）和荧光素（呈黄绿色），故能渗入培养基内，使培养基变为黄绿色。该菌为需氧菌，在普通培养基上易于生长，培养适宜温度为 35℃，pH 为 7.2（见图 6-6）。

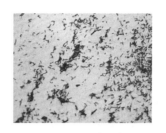

图 6-6 铜绿假单胞菌涂片
（40×100 倍，革兰染色）

⑦洋葱伯克霍尔德菌

形态：洋葱伯克霍尔德菌为革兰染色阴性、直或微弯曲杆菌，大小为（1.0～5.0）μm×（0.5～1.0）μm，无芽孢和荚膜。为非发酵菌的一种，有一根或多根极端鞭毛，有动力。在血琼脂平板上培养 24～48h，可形成中等大小、不透明、湿润、突起的菌落，并产生浅黄绿色非荧光扩散色素（见图 6-7）。

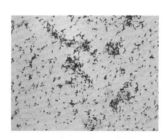

图 6-7 洋葱伯克霍尔德菌涂片
（40×100 倍，革兰染色）

⑧黏质沙雷菌：为细菌中最小者，约 0.5 μm×（0.5～1.0）μm，近球形短杆菌。革兰染色阴性，周身鞭毛，有动力，无荚膜，无芽孢。在普通琼脂平板上 25～30℃培养 1～2d 出现黏性、中心颗粒状、有恶臭的菌落。约半数菌株能产生红色的灵菌素（见图 6-8）。

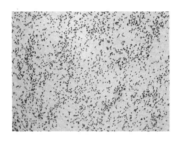

图 6-8　黏质沙雷菌涂片
（40×100 倍，革兰染色）

⑨大肠埃希菌

形态：短杆菌，大小为（1.1～1.5）μm×（2.0～6.0）μm，单个或成对排列，多数有鞭毛，有动力；两端呈钝圆形，革兰染色阴性。有时因环境不同，个别菌体出现近似球杆状或长丝状；多数大肠埃希菌菌株有菌毛，其中一些菌毛是针对宿主及其他的一些组织或细胞具有黏附作用的宿主特异性菌毛。其致病因素主要与侵袭力、内毒素和肠毒素有关。根据致病性的不同，致泻性大肠埃希菌被分为产肠毒素性大肠埃希菌、肠道侵袭性大肠埃希菌、肠道致病性大肠埃希菌、肠集聚性黏附性大肠埃希菌和肠出血性大肠埃希菌5种（见图6-9）。

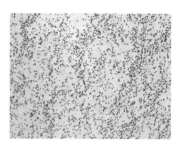

图6-9　大肠埃希菌涂片
（40×100倍，革兰染色）

2.真菌的显微镜检查

（1）染色方法

①吉姆萨染色：推荐使用。染色步骤同细菌吉姆萨染色。

②革兰染色：推荐使用。染色步骤同细菌革兰染色。

③棉蓝染色：乳酸酚棉蓝染色液具有杀菌性，且不导致细胞变形，不易干燥，能保持较长时间，是真菌菌丝、孢子形态分类的重要依据。

棉蓝染色操作步骤：

A. 涂片：载玻片编号，于载玻片中央滴加 2～3 滴乳酸酚棉蓝染色液。

B. 用灭菌接种环、胶带、牙签等器具取一小块真菌菌落。

C. 放入载玻片上的乳酸棉蓝染色液中，混匀。

D. 加盖洁净的盖玻片，轻轻按压制成压片。

E. 光学显微镜在低倍、高倍或油镜下观察真菌形态。

④荧光染色：推荐使用。利用荧光素标记的几丁质酶可特异性结合真菌细胞壁的多糖及几丁质，5min 内快速判断标本中是否含有真菌成分。背景为蓝黑色，其他细菌和组织呈弱蓝色荧光，真菌细胞壁则呈亮蓝紫色或明亮荧光蓝，容易识别菌丝或孢子形态、结构、菌丝密度等。因棘阿米巴包囊同样含几丁质成分，包囊也可呈淡染的蓝绿色。荧光染色可显著提高对真菌、微孢子虫和棘阿米巴诊断的敏感性，但需注意拭子棉纤维以及任何含纤维素或几丁质的其他物质可能会造成假阳性。

荧光染色操作步骤：

A. 将标本置于清洁载玻片上。

B. 加一滴染液。

C. 盖上盖玻片，等待 1min。

D. 吸去多余染液，在荧光显微镜下观察。

⑤ KOH 湿片法：KOH 可消化组织细胞，使真菌菌丝清晰可见。

A. 组织标本应用研磨器研碎，否则 KOH 很难渗透到组织内部。

B. 将标本滴在玻片上涂匀。

C. 紫外线照射 30min。

D. 滴加 10% ～ 20% 的 KOH 溶液 1 ～ 2 滴，盖上盖玻片，静置后再镜检观察（目的是让一定比重的物质沉淀于同一层面）。

注：以上制作的涂片也可通过火焰加热，此法可使真菌细胞壁的折光更清晰，冷却后低倍镜下镜检观察。

（2）镜　检

① 镰刀菌属：又称镰孢霉属，为条件致病菌。皮肤损伤和人体免疫力下降时易致病。常见的有串珠镰刀菌、茄病镰刀菌、尖孢镰刀菌等。镰刀菌是引起角膜炎、角膜溃疡最常见的病原菌之一，还可引起眼内炎、关节炎、骨髓炎、甲真菌病、足菌肿等。菌丝有隔、分枝。分生孢子梗分枝或不分枝。分生孢子有两种形态，小型分生孢子卵圆形至柱形，有 1 ～ 2 个

隔膜；大型分生孢子镰刀形或长柱形，有较多的横隔（见图6-10）。

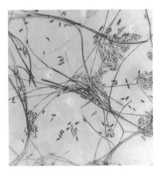

图6-10　镰刀菌涂片
（40×40倍，棉蓝染色）

②曲霉菌属：曲霉菌是一种典型的丝状菌，在眼真菌感染中其比例仅次于镰刀菌，约占眼部感染的10%左右。过去认为它主要引起外源性角膜感染及眼内炎，随着各种免疫功能不全患者的增加，它作为一种内因性的致病菌逐渐引起了人们的重视。曲霉菌主要以枯死的植物、动物的排泄物及动物尸体为营养源，为寄生于土壤中的腐生菌。其形态特征是在分生孢子的头部有一个顶囊。已知的曲霉菌有170种以上，烟曲霉、土曲霉、黑曲霉、黄曲霉是其中的主要代表。各个菌种形成的菌落、颜色不一样，可用以菌种的鉴

别。最适生长温度为 25 ～ 30℃。散布在空气中的分生孢子在有利的条件下也可伸长增殖。菌丝形成隔即可产生两个独立的细胞。此外称作子囊孢子的有性孢子也具有增殖的能力。在病变部位可见大量的嗜中性粒细胞浸润，其中可见呈 Y 字型分枝的有隔菌丝。

曲霉菌引起的眼部感染主要是由烟曲霉和黄曲霉所致。烟曲霉呈落绒状或带絮状，铺展。暗绿色或烟绿色，培养时间长的菌落颜色更深。反面具有相同的颜色。分生孢子头柱状，幼时青绿色，成熟时变为暗绿色至黑褐色或煤色。分生孢子梗短，表面平滑，常为绿色。顶囊瓶状，能适应相当广泛的温度范围，生长温度最低 10 ～ 12℃，最适生长温度37 ～ 45℃，最高生长温度 57 ～ 58℃。黄曲霉，一种常见腐生真菌，多见于发霉的粮食、粮制品及其他霉腐的有机物上。菌落生长较快，结构疏松，表面灰绿色，背面无色或略呈褐色。菌体由许多复杂的分枝菌丝构成。营养菌丝具有分隔；气生菌丝的一部分形成长而粗糙的分生孢子梗，顶端产生烧瓶形或近球形顶囊，表面产生许多小梗（一般为双层），小梗上着生成串的表面粗糙的球形分生孢子，分生孢子梗、顶囊、小梗和分生孢子合成孢子头（见图 6-11）。

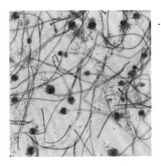

图 6-11　烟曲霉涂片
（40×40倍，棉蓝染色）

③链格孢属：属于丝状真菌，是一种普遍存在于环境中的病原体。菌丝细长，分枝，淡色至褐色，具隔膜，菌丝体大部分埋生，部分表生。分生孢子梗由菌丝顶端生成，或从菌丝侧生，或生于子座上，通常比菌丝粗，色深，简单或有时分枝，直或弯曲，单生或数根丛生。营养菌丝分隔，在分生孢子梗上向顶发育产生典型的链状分生孢子，分生孢子梗和体细胞菌丝很相似，暗色的梨型分生孢子通常既有横隔又有纵隔。链格孢霉菌产生的多种次级代谢产物对人或牲畜具有诱变性、致癌性和致畸性等慢性或急性毒性作用（见图 6-12）。

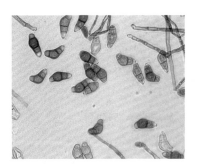

图 6-12　链格孢涂片
（40×40 倍，棉蓝染色）

3.阿米巴的显微镜检查

（1）标本制备

①吉姆萨染色：推荐使用。染色步骤同细菌吉姆萨染色。

②荧光染色：推荐使用。染色步骤同真菌荧光染色。

③KOH 湿片法：推荐使用。染色步骤同真菌KOH 湿片法。

④盐水湿片法：推荐使用。主要用于阿米巴滋养体和包囊的活体观察，尤其适用于观察滋养体的运动情况。

在干净的载玻片上滴加 1～2 滴生理盐水，将标本在生理盐水上涂抹均匀，涂片的厚度以透过玻片隐约可辨认书上的字迹为宜，一般以低倍镜观察。

（2）镜　检

阿米巴原虫为单细胞真核生物，因生活环境不同可分为内阿米巴和自由生活阿米巴，前者寄生于人和动物，主要有 4 个属，即内阿米巴属、内蜓属、嗜碘阿米巴属和脆双核阿米巴属；后者生活在水和泥土中，偶尔侵入动物机体，主要有 5 个属，即耐格里属、棘阿米巴属、哈曼属、*Vahlkampfia* 属和 *Sappinia* 属。

现已知内阿米巴属的溶组织内阿米巴会引发阿米巴痢疾和肝脓肿，耐格里属和棘阿米巴属主要引起脑膜脑炎、角膜炎、口腔感染和皮肤损伤等。临床上，溶组织内阿米巴引发的病例多，感染面广，危害大。病变原发部位在皮肤或眼、肺、胃、肠和耳等引起炎症和肉芽肿，在宿主免疫抑制或减弱情况下，可能经血源传播到中枢神经系统而引起肉芽肿性阿米巴脑炎。其损害多为慢性肉芽肿性病变，因此病程较长，可达 18～120d。有少数病例病程呈急性，在 10～14d 内死亡。但棘阿米巴未转移至脑的一般不致命，少数可自愈。

将患者的病变角膜组织或角膜刮取物接种于培

养基中，加入新鲜配制的适量的大肠杆菌菌悬液，在培养基表面均匀涂布，放入湿盒中，35℃进行培养。次日开始在低倍镜下观察并记录阿米巴的生长情况，待滋养体和包囊较多时取出少量培养基制成湿片直接镜下观察。通常，镜下阿米巴包囊应具有如下特征：有一定的大小，因原虫为单细胞生物，因此包囊均较小；有一定的形态，如溶组织内阿米巴包囊和结肠内阿米巴包囊为圆形，溶组织内阿米巴包囊的核为 1～4 个，囊内还可以看见有折光性的两端钝圆棒状的拟染色体，结肠内阿米巴包囊的核为 1～8 个。观察包囊时要注意与酵母菌、脂肪滴相区别：酵母菌形态大小不同，内有较大空泡；脂肪滴的反光性强，不着色，内无任何结构。

①溶组织内阿米巴包囊

A. 包囊（铁苏木素染色）：在油镜下观察，包囊呈圆形，直径为 5～20μm，囊壁清晰，核染成蓝黑色、圆形、1～4 个，核仁细小，多位于中央，核周染粒大小均匀，排列整齐，核的特征在鉴别种类上有重要意义。胞质中，糖原在染色过程中微溶解而成为糖原泡。在未成熟包囊中可见到拟染色体，为黑色棒状，两端钝圆，常成对存在。

B. 包囊（玻片碘染色）：在高倍镜下观察，经碘液染色包囊呈黄色，核和拟染色体均可见但不着色，包囊内有糖原块时，糖原块被染成棕黄色，中央色深而外周逐渐变淡。

②结肠内阿米巴包囊（铁苏木素染色）：在油镜下观察，包囊一般较大，直径为 $10 \sim 30 \mu m$；核的数目为 $1 \sim 8$ 个，成熟包囊核为 8 个，未成熟包囊多为 4 个；核仁稍大，经常偏位，核周染粒粗细不均匀，排列不整齐；拟染色体似碎片状或草束状；未成熟包囊常有稍大的糖原泡。

③溶组织内阿米巴大滋养体（铁苏木素染色）：在油镜下观察，形态不规则，可见伪足。内质着色较深，外质着色较浅，两者分界清楚，内质中除含细胞核外还有红细胞，核仁较小，常位于中央，核周染粒大小均匀、排列整齐。

4.其他寄生虫标本

推荐直接镜检法观察。

（二）微生物培养

1.微生物培养条件

（1）培养方式

①直接接种法：采集后将标本立刻接种于哥伦比亚血琼脂平板、普通巧克力琼脂平板和真菌显色平板上。

怀疑为真菌生长的标本，则立即接种于沙氏培养基或马铃薯葡萄糖培养基上。

怀疑为难以鉴定的曲霉菌和青霉菌，则接种到恰佩克培养基。

怀疑为分枝杆菌感染的标本，则建议按照分枝杆菌的常规方法处理。

怀疑为角膜棘阿米巴原虫感染，则常规选择Page 非营养琼脂培养基。在使用 Page 非营养琼脂培养基前，应在其琼脂表面涂布大肠埃希菌菌液，标本点种于琼脂中心，置于湿盒内 28℃孵育。

②增菌后接种法：采集标本接种于增菌液后置于（35±2）℃恒温培养箱培养，每天观察至少 3 次，一旦发现阳性，立即无菌抽取增菌培养液转种血琼脂平板和普通巧克力琼脂平板。同时做涂片，结合标本涂片结果进行综合分析后，尽快将涂片结果作为一级报告发送。然后结合后续的生长情况、鉴定及药敏等

给予完整报告。特殊情况（遵医嘱）可延长孵育时间至 2 周或以上。

培养环境：包括需氧、厌氧（厌氧袋、厌氧罐及厌氧手套箱），5% ～ 10% CO_2 培养箱、微需氧等。一般情况下，细菌培养温度 34 ～ 36℃，真菌培养温度 27 ～ 29℃或 34 ～ 36℃。

③培养时间：每天观察生长情况，一般情况下，细菌培养 2 ～ 5d；真菌培养 7 ～ 30d。棘阿米巴培养 1d 即可在显微镜下观察到，接种 5 ～ 10d 后可通过肉眼观察发现琼脂表面出现菲薄波纹状改变。若刮片或涂片呈阳性，但培养为阴性，怀疑罕见或生长缓慢真菌，则应延长观察期至 4 ～ 8 周。

2.微生物鉴定

目前用于微生物鉴定的方法主要包括形态学鉴定、生化鉴定、免疫学鉴定、质谱鉴定、分子生物学鉴定，临床常用的方法为生化鉴定及质谱鉴定。

（1）生化鉴定

①原理：无论是商品化的手工鉴定系统还是自动微生物数码分类鉴定系统均采用微生物数值编码鉴定技术。给每种细菌的反应赋予一组数码，其阳性值按照"4、2、1 位置计数法"分别转换为 4、2、1，阴性

值则为 0。每三个生化反应的加值，得到一个数字。15 个生化反应分为 5 组，从而得到 5 位数，此即为用于细菌鉴定的编码，再与已经建立的生化反应结果数据库比对，将数码转换成菌名，最终得到鉴定结果。

②操作流程：不同品牌、型号的鉴定仪具体操作不同，详见仪器操作说明书。

（2）质谱鉴定

①原理：质谱分析仪器基于基质辅助激光解吸电离飞行时间检测技术（MALDI-TOF）而建立的细菌鉴定系统。其原理是微生物电离后，带电样本通过电场进入飞行时间检测器，离子依质荷比不同而分离，最终可以在飞行管的末端检测到每个离子的丰度，形成指纹图谱，通过软件对这些指纹图谱进行处理并和数据库中各种已知微生物的标准指纹图谱进行比对，从而完成对微生物的鉴定。

②操作流程：不同品牌、型号的鉴定仪具体操作不同，详见仪器操作说明书。

3.培养的结果解释和说明

通常情况下，房水和玻璃体是无菌的；正常人结膜囊可无细菌，也可见少数表皮葡萄球菌、链球菌、金黄色葡萄球菌、肺炎链球菌等；眼睑、睑缘等处可见表皮葡萄球菌、类白喉杆菌等生长。眼部常见致病菌因感染部位的不同而不同。

（1）细　菌

眼部感染的细菌包括革兰阳性菌和革兰阴性菌。前者主要包括金黄色葡萄球菌、表皮葡萄球菌、腐生葡萄球菌、肺炎链球菌、化脓性链球菌、产气荚膜杆菌、蜡样芽孢杆菌等。后者主要包括变形杆菌、奈瑟菌属、流感嗜血杆菌、铜绿假单胞菌、大肠埃希菌、沙门菌属、不动杆菌等。眼部疾病病原菌主要的传播方式是接触传播，比如接触患者的眼分泌物等；其他包括眼部外伤导致细菌入血或内源性全身感染等引起。

不同眼部感染由不同的病原菌引起，常见如下：

内源性/细菌性眼内炎：表皮葡萄球菌、肺炎克雷伯菌、肺炎链球菌、淋球菌、大肠埃希菌、脑膜炎奈瑟菌、沙门菌属、蜡样芽孢杆菌等。

细菌性结/角膜炎：肺炎链球菌、金黄色葡萄球菌、铜绿假单胞菌、表皮葡萄球菌、人葡萄球菌、棒状杆菌、芽孢杆菌、肠球菌、化脓性链球菌、沙门菌、流感嗜血杆菌等。

睑缘炎：主要由金黄色葡萄球菌感染引起。

眼眶蜂窝组织炎：溶血性链球菌、金黄色葡萄球菌、流感嗜血杆菌、大肠埃希菌、厌氧菌等。

泪囊炎：肺炎链球菌、金黄色葡萄球菌、β溶血性链球菌、类杆菌属（脆弱类杆菌）、放线菌等。

（2）真　菌

真菌性眼部感染致病菌主要包括镰孢菌属、曲霉菌属、链格孢霉属、假丝酵母菌属、交链孢菌属、无孢菌属、弯孢霉菌属、枝顶孢霉属、赛多孢霉属、青霉菌属、毛霉菌属等。

研究表明，真菌传播的方式如下：

直接接触传播：即患者直接接触真菌污染的土壤、水源，或者直接接触真菌感染的患畜、患者。

间接接触传播：即接触被患者污染的器具、物品等。

呼吸道传播：真菌孢子随气流进入人体。

自身内源性感染：即人体正常菌群因环境改变、部位改变等因素而转变为致病菌。

不同眼部感染由不同的真菌引起，常见如下：

真菌性角膜炎/角膜溃疡：常由镰刀菌属、曲霉菌属和无孢菌属等感染引起，其中念珠菌性角膜炎常由白色念珠菌、近平滑念珠菌等感染引起。

眼眶真菌病：主要由毛霉菌感染引起。

真菌性眼内炎：由丝状真菌（曲霉菌、青霉菌等）、酵母菌（白色念珠菌、隐球菌等）、双相真菌（芽生菌、球孢子菌等）感染引起。

大部分引起眼部感染的霉菌，包括镰刀菌属和曲霉菌属，可以在细菌培养基上生长。真菌培养应持续4周，以识别生长缓慢的霉菌、双相真菌、丝状真菌和罕见的藻类感染。鉴于引起眼部感染的霉菌种类繁多，任何从眼部培养中分离出来的霉菌都应报告，除非明确认为是污染菌。

（3）原　虫

原虫致病菌主要包括阴虱、蛆虫、弓蛔虫、裂头蚴、猪囊尾蚴、弓形虫、阿米巴、利什曼原虫、结膜吸吮线虫、钩虫等。

感染原虫方式主要为直接接触传播：如使用被寄生虫卵污染的水清洁面部，或用带有寄生虫卵的手指揉搓眼睛；或消化道传播，如直接摄入带有寄生虫的食物。

眼部可寄居多种不同的原虫。引起的眼部疾病及相关寄生虫常见如下：

眼部寄生虫病（钩虫病 / 弓蛔虫病 / 河盲症）：阴虱、裂头蚴、猪囊尾蚴、弓形虫等。

结膜吸吮线虫病：结膜吸吮线虫的成虫、幼虫。

结膜蝇蛆病：蛆虫。

4.微生物药敏

抗生素敏感试验是测定抗生素或其他生物制剂的体外抑制病原体生长的能力，这种能力可以通过一系列的方法进行测定。

（1）方法分类和原理

基本可以分为纸片扩散法、稀释法、抗生素浓度梯度法（E-test 法）。

①纸片扩散法：将含有定量抗菌药物的滤纸片贴在已接种了测试菌的琼脂表面上，纸片中的药物在琼脂中扩散，随着扩散距离的增加，抗菌药物的浓度呈对数减少，从而在纸片的周围形成浓度梯度。同时，纸片周围抑菌浓度范围内的菌株不能生长，而抑菌范围外的菌株则可以生长，从而在纸片的周围形成透明的抑菌圈，不同抑菌药物的抑菌圈直径受药物在琼脂中扩散速度的影响而可能不同，抑菌圈的大小可以反应测试菌对药物的敏感程度，并与该药物对测试菌的最小抑菌浓度（MIC）呈负相关。

②稀释法：可用于定量测试抗菌药物对某一细菌的体外活性，分为琼脂稀释法和肉汤稀释法。实验时，肉汤稀释法对抗菌药物的浓度进行倍比稀释，琼脂稀释法为制备含不同抗菌药物浓度的琼脂稀释平板，再接种待测菌株，能抑制待测菌肉眼可见生长的最低药

物浓度为 MIC，一个特定抗菌药物的测试浓度范围应该包含细菌的解释性折点（敏感、中介和耐药）的浓度，同时也应该包含质控参考菌株的 MIC。

③ E-test 法：将预先制备的干燥、稳定的抗生素信比浓度梯度的纸条贴在已接种测试菌的琼脂平板上，纸条中所含的药物吸收琼脂中水分溶解后不断向纸片周围扩散，形成递减的梯度浓度，在纸片周围抑菌浓度范围内测试菌的生长被抑制，从而形成无菌生长的透明抑菌圈。菌落被抑制区域的抗生素浓度条交叉点浓度即为 MIC 值。

（2）药敏结果解释

"敏感"表示测试菌可被测定药物常规剂量给药后在体内达到的血药浓度所抑制。"耐药"表示测试菌不能被在体内感染部位可能达到的抗菌药物浓度所抑制，临床治疗无效。"中介"提示该细菌对常规用药体液或组织中的药物浓度的反应率低于敏感株，使用高于正常给药量可能有疗效。

值得注意的是常规部位标本的折点或者抑菌圈范围可以参考 CLSI 或者 EUcast 标准，眼部标本因为血－眼屏障的存在，体外结果与体内真实用药情况会有差距，本次药敏介绍的药敏方法所得出的结果需要结合临床综合考量。

不同菌属推荐不同的抗生素组合见表6-1。

表6-1 不同菌属推荐不同的抗生素组合

菌　种	抗生素
葡萄球菌属	青霉素、苯唑西林、庆大霉素、红霉素（或克林霉素、阿奇霉素）、左氧氟沙星（或环丙沙星、莫西沙星）、万古霉素、替考拉宁、利奈唑胺、达托霉素（除外下呼吸道标本）、甲氧苄啶/磺胺甲噁唑、头孢洛林、夫西地酸、四环素（或米诺环素、多西环素）、利福平
链球菌/棒杆菌属	青霉素（或氨苄西林）、红霉素、克林霉素、四环素、头孢曲松（或头孢噻肟）、左氧氟沙星、万古霉素、利奈唑胺
肺炎链球菌	青霉素、红霉素、克林霉素、左氧氟沙星（或莫西沙星）、四环素（或多西环素）、万古霉素、甲氧苄啶/磺胺甲噁唑、阿莫西林/克拉维酸、头孢呋辛、头孢曲松（或头孢噻肟）、利奈唑胺、美罗培南
奈瑟菌属	头孢曲松（或头孢克肟）、四环素、环丙沙星、阿奇霉素

菌 种	抗生素
肠杆菌属（除外志贺菌属、沙门菌属）	氨苄西林、头孢唑啉、头孢呋辛、头孢西丁、头孢曲松（或头孢噻肟）、头孢他啶、头孢吡肟、氨曲南、阿莫西林/克拉维酸、氨苄西林/舒巴坦（或头孢哌酮/舒巴坦）、哌拉西林/他唑巴坦、亚胺培南（美罗培南、多立培南）、庆大霉素（或妥布霉素）、阿米卡星、左氧氟沙星(或环丙沙星)、甲氧苄啶/磺胺甲噁唑、四环素（或米诺环素、多西环素）、替加环素、黏菌素（或多黏菌素B）、头孢他啶/阿维巴坦
假单胞菌属	哌拉西林、哌拉西林/他唑巴坦、头孢他啶、头孢吡肟、氨曲南、头孢哌酮/舒巴坦、亚胺培南（或美罗培南、多立培南）、妥布霉素、环丙沙星（或左氧氟沙星）、黏菌素（或多黏菌素B）、头孢他啶/阿维巴坦
不动杆菌属	头孢他啶、头孢噻肟（或头孢曲松）、头孢吡肟、氨苄西林/舒巴坦（或头孢哌酮/舒巴坦）、哌拉西林/他唑巴坦、亚胺培南（或美罗培南、多立培南）、庆大霉素（或妥布霉素）、阿米卡星、左氧氟沙星（或环丙沙星）、甲氧苄啶/磺胺甲噁唑、黏菌素（或多黏菌素B）、米诺环素（或多西环素）、替加环素

菌 种	抗生素
其他非肠杆菌属	头孢他啶、头孢吡肟、氨曲南、亚胺培南（或美罗培南）、哌拉西林/他唑巴坦、庆大霉素（或妥布霉素）、阿米卡星、左氧氟沙星（或环丙沙星）、甲氧苄啶/磺胺甲噁唑、米诺环素
流感嗜血杆菌	氨苄西林、氨苄西林/舒巴坦、阿莫西林/克拉维酸、头孢呋辛（或头孢克洛）、头孢曲松 (或头孢噻肟、头孢他啶)、左氧氟沙星（或莫西沙星、环丙沙星）、甲氧苄啶/磺胺甲噁唑、阿奇霉素等
念珠菌属	氟康唑、伊曲康唑、5-氟胞嘧啶、两性霉素B、伏立康唑
丝状真菌属	两性霉素B、氟康唑、伏立康唑、伊曲康唑等

5.眼科标本检验报告的质量控制

（1）病原学涂片结果报告方式

①如果涂片未发现微生物，则报告"某种染色未见细菌、真菌及寄生虫"。

②如果涂片发现微生物，则报告"某种染色可见

细菌、真菌、寄生虫，描述菌体形态特征、数量及相关细胞学变化"。

A.细菌特征描述应包括染色后菌体形态（杆菌、球菌、球杆菌）、染色特征（阳性、阴性或不确定）、排列方式（双球菌、葡萄状、四联等）。菌体数量建议使用报告共识中半定量的报告方式，即油镜（×1000）观察，每油镜视野下：细菌数量 ≤ 1 个，记为 +；1 ～ 5 个细菌，记为 ++；6 ～ 30 个细菌，记为 +++；细菌数量 > 30 个，记为 ++++。

B.真菌应分别描述孢子和菌丝的形态、位置、大小、排列以及着色性等，菌丝要区别真假菌丝。对形态特征典型的菌丝和孢子，可报告疑似微生物：若发现酵母样孢子和假菌丝，则可报告查到酵母样真菌孢子及假菌丝；若棉蓝染色发现长丝状菌丝、有隔，分枝呈45°，则可报告查到真菌菌丝、有隔、45°分枝、疑似曲霉菌等。

C.通过吉姆萨染色或生理盐水湿片可观察到棘阿米巴原虫的滋养体、包囊前期、包囊及空囊4个阶段，在报告中应详细描述原虫的形态特征，参考细胞计数方法描述原虫的数量。螨虫检查可报告多少只（数量）成虫、幼虫、虫卵。其他寄生虫可进行虫体描述，给出初步诊断。

显微镜检查结果报告建议进行快速报告模式，一般报告建议在2h内发出，复杂报告不应超过4h发出。对重要病原菌（如疑似蜡样芽孢杆菌或镰刀菌等），报告建议参照危急值报告程序处理。

（2）细胞涂片分类结果报告方式

除描述微生物特征外，还应报告细胞分类，如角膜/结膜上皮细胞、色素上皮细胞、炎性渗出细胞（中性粒细胞、嗜酸性粒细胞、单核巨噬细胞、淋巴细胞及浆细胞）、特殊的组织细胞等。同时还应报告炎性细胞与病原体之间的关系。建议图文报告，给出初步诊断。细胞计数为每油镜视野下：细胞数量 ≤ 1 个，记为 +；1 ～ 5 个细胞，记为 ++；6 ～ 30 个细胞，记为 +++；细胞数量 > 30 个，记为 ++++。

（3）微生物培养报告方式

①培养阳性的报告：对培养阳性的标本，需参照标本来源进一步确定是否为致病微生物。结膜、睑缘等部位有正常菌群定植，免疫力低下时定植菌也可导致感染；角膜、房水及玻璃体等部位通常无菌，分离到的任何微生物应考虑病原体感染的可能。此外，看到革兰阳性粗大杆菌应及时（2h 内）给出报告，提示临床用药应覆盖蜡样芽孢杆菌。最后培养结果需结合标本质量、镜检和临床拟诊进行综合判断。

②培养阴性的报告：对于培养阴性的标本，无论是有菌部位还是无菌部位均应报告"经XX天XX方法培养，无菌生长"。如果报告发出后培养仍在继续，则在报告单上写明"培养将继续进行XX天，此报告为初级报告，最终结果XX天后查询"。

③疑似污染的报告：对疑似污染的分离株，应认真查找污染来源，若最后确定为实验室内污染菌，则结果不应回报临床；若为实验室外污染菌，又难以确定污染来源，则需与临床医生进行沟通，如实注明"经XX天XX方法培养，XX菌生长，因无法区分污染和感染，建议二次送检"。

④混合感染的报告：对于混合感染（即分离到两种及以上微生物），可能涉及细菌、真菌及寄生虫（如阿米巴）多重感染，尤其泪器感染常有多种细菌共存。混合感染报告的出具应根据标本特征、结合临床综合判断。

⑤根据不同部位的标本，报告也可参考如下

A.分泌物、结石、角膜刮片等标本

阴性结果报告：经XX天XX方法，无菌生长。

阳性结果报告：X种菌生长，为XX细菌（注明鉴定方法，如手工、仪器，并保存原始记录），结合标本涂片结果进行分析后，报告可疑的致病菌并给出建议，同时报告药敏结果。

B.房水、玻璃体、异物等标本

阴性结果报告：根据培养要求，如达到规定时间后未见生长，则报"经XX天培养，无菌生长"。如在正常报告阴性当日再盲转后发现阳性，则补发报告单，并和临床做好沟通。如涂片找到细菌，培养未见细菌生长，应备注提示。

阳性结果报告：X种菌生长，为XX细菌，结合标本涂片结果进行分析后，报告可疑的致病菌并给出建议，同时报告药敏结果。详细报告要求可参照《细菌与真菌涂片镜检和培养结果报告规范专家共识》。

（4）药敏结果报告方式

目前眼部细菌、真菌药敏还未形成参考的折点范围和抑菌圈范围，但报告仍需注明各类抗菌药物对待测菌种的折点数值和抑菌圈数值，临床判断时可依据菌种、文献推荐的折点或抑菌圈直径进行初判，同时应备注说明：所报告结果为基于可达到的血液水平，而非眼部水平。

（5）报告要求

①标本信息及处理方法：常见眼部标本类型包括结膜囊分泌物、角膜病灶刮取物、睑缘或泪道分泌物、前房房水、玻璃体等，送检标本时须准确标注患者基

本信息、取材部位及取材方式（术中取材、床旁接种等）、送检时间等。检验中应注明标本处理方法（离心沉淀、甩片、研磨等）、涂片染色方法和培养方法等。

②危急值报告：房水、玻璃体、异物及其他眼内容物等无菌部位的标本出现阳性结果时，按危急值报告程序处理。

七、分子生物学检验

（一）病毒核酸检测

病毒是常见的眼内感染病原体之一。目前，已知能够引起眼内感染的病毒包括疱疹病毒、人类免疫缺陷病毒、西尼罗病毒、麻疹病毒、风疹病毒及登革热病毒等。病毒感染可引起眼前段炎症，如角膜内皮炎、前葡萄膜炎、青光眼睫状体炎综合征及 Fuchs 葡萄膜炎综合征等。有研究显示，约 67% 对糖皮质激素治疗不敏感的前葡萄膜炎是病毒感染所致。同时，病毒感染能引起后葡萄膜炎，包括坏死性视网膜炎及非坏死性视网膜炎，前者又包括急性视网膜坏死、巨细胞病毒性视网膜炎及进行性外层视网膜坏死等。

眼内液病毒核酸检测已成功应用于临床。对疑诊为眼内病毒性感染的患者进行眼内液病毒核酸检测已成为明确病因的重要手段。同时，为确诊眼内病毒性感染的患者进行眼内液病毒核酸检测，对调整后续治疗方案、判断治疗终点、预测治疗效果等具有重要意义。

规范地采集眼内液标本与标准化的实验室病毒

核酸检测流程是确保检测结果稳定、可靠、有效的前提。眼内液病毒核酸检测的实验技术包括眼内液标本采集、标本处理、核酸提取、上机检测4个步骤。其中，眼内液标本采集过程由送检医师完成，标本处理由送检医师与实验室检测人员共同完成，核酸提取及上机检测在实验室内进行。

1.眼内液标本处理

眼内液标本从前房或玻璃体腔中取出后，为避免背景污染及核酸降解等，应立即从针管注入无菌无酶可密封容器内。对于脱氧核糖核酸（DNA）病毒（如疱疹病毒）的检测，若运输时间不超过72h，可常温运输标本；若运输时间超过72h，则需通过4℃以下冷链运输标本；若不能立即送检，且计划在30d以内送检的标本可置于–20℃环境下无菌保存，计划在30d后送检的标本可置于–80℃环境下无菌保存。长时间低温保存对DNA病毒核酸检测结果阳性率无明显影响，标本应避免反复冻融。而对于核糖核酸（RNA）病毒（如人类免疫缺陷病毒）的检测，标本需通过4℃以下冷链运输至实验室，并在48h内完成RNA的提取；若预计运输时间较长，则可按比例添加核糖核酸酶（RNase）抑制剂，以减少标本RNA降解，并尽快送达实验室。

2.荧光定量PCR检测结果的报告方式

用荧光定量 PCR 系统软件分析结果，包括标准曲线、基线、阴性及阳性质控品等，以确定当日结果是否有效。所有分析参数及质控品均在控时，本批次结果才有效。高于检测下限的，结果定量报告；低于检测下限的，结果报告为未检出，将最终结果录入检验报告发放系统，经双人审核后方可发放检验报告。保存好各种操作及原始记录。

报告内容如下：

（1）患者基本信息：患者姓名、性别、年龄、临床信息等。

（2）标本信息：标本类型、采集时间、送检时间、报告时间、唯一编号等。

（3）结果信息：检测方法、结果单位、参考区间、检测下限等。

（4）实验室信息：实验室名称、联系方式、检测者、报告审核者等。

（5）检测方法的局限性说明：眼内液病毒核酸检测作为一种重要的辅助诊断手段，具有较高的灵敏度及特异度，在眼内病毒性感染相关疾病的诊断中具有一定的价值，但其固有的缺陷及临床应用的局限性也不容忽视。例如，利用荧光定量 PCR 方法检测眼内液病毒核酸，其结果可能受到眼内液标本量较少、反应体系中存在扩增抑制物、微生物多态性等因素的影响而出现假阴性结果。在眼内病毒感染的后期，由于眼内病原体被机体自身免疫系统清除或病毒载量降低至检测下限以下，检测结果与临床诊断也可能不符。因此，依据单次病毒核酸检测结果，不能判断是否为活动性病原体，临床医师应动态观察患者的眼部体征，并结合患者的病史、全身情况及其他实验室检查进行综合判断。

（二）宏基因组测序

传统的病原学检验技术覆盖的微生物种类少，难以满足临床需求。宏基因组高通量测序（mNGS）理论上可同时检测所有已知基因序列的病原体，涵盖细菌、病毒、真菌、寄生虫等病原微生物，在很大程度上提高了临床对疑难危重感染、罕见和新发病原体感染的诊断水平和救治能力。

病原微生物 mNGS 检测（DNA+RNA）标本要求：眼内液 $\geq 70\mu L$（两份标本）或组织 $\geq 1mm^2$（两份标本）。

近年来，mNGS 技术对临床感染性疾病的诊断发挥了重要作用。mNGS 检测涉及的标本类型、检测流程和病原体众多。因此，建议医院在 mNGS 方法学建立和性能确认时，根据临床预期用途，确定标本类型和病原体范围。目前病原 mNGS 的性能确认、质量控制和规范化管理等方面，仍有较大研究空间。

（三）全基因组测序

全基因组测序（WGS）理论上可以同时检测单核苷酸变异、结构变异（含拷贝数变异）及线粒体变异等，有望进一步提升临床遗传检测的效能。

适用人群：

①高度疑似遗传病，临床表型复杂。

②既往全外／家系全外检测阴性，需要进一步查明病因。

③需要寻求优生优育指导的人群。对基因组全部碱基进行测序（包括内含子区域、线粒体），全面解析患者表型相关的点突变（SNV）、小片段插入缺失（In/Del）、线粒体 DNA 点突变。

（四）眼遗传病基因检测

1.眼科-单病种基因检测

适用人群：

①表型明确。

②疑似遗传性疾病患者。

③确诊患者预后提示。

④需要寻求优生优育指导的人群。检测眼科常见遗传性疾病基因相关基因全部外显子区域，分析指定病种及鉴别诊断相关基因的点突变、小的插入/缺失，辅助诊断。包括视网膜色素变性、视锥细胞或锥杆细胞营养不良、黄斑营养不良、常染色体显性遗传性视神经萎缩、家族性渗出性玻璃体视网膜病变、斜视、先天性特发性眼球震颤、先天性小睑裂综合征、原发性先天性青光眼、先天性白内障和发育性白内障、视网膜母细胞瘤、Leber 先天性黑矇、无脉络膜症、视网膜劈裂症、全色盲、Usher 综合征（遗传性耳聋 - 色素性视网膜炎综合征）。

2.Leber遗传性视神经病变（线粒体DNA全长测序）

适用人群：

① Leber 遗传性视神经病变表型明确。

②疑似遗传性疾病患者。

③确诊患者预后提示。

④需要寻求优生优育指导的人群。线粒体 DNA 全长测序，检测线粒体 DNA 全长序列（37 个基因），全面分析线粒体相关疾病。

3.眼遗传病全面筛查（全外+CNV+线粒体）

适用人群：

①临床表型、家族史表明有遗传病，但不与特定的或常见的眼遗传性疾病的临床表现对应。

②确诊患者预后提示。

③需要寻求优生优育指导的人群。全长测序 20000 多个基因外显子区域及线粒体 DNA 全长序列，全面解析眼遗传病 / 罕见病 / 疑难杂症相关基因点突变、小的插入 / 缺失及拷贝数变异（CNV）。

特别感谢浙江大学医学院附属第一医院陈鸿超老师为本书提供部分图片。